Politique étrangère de Taiwan et lutte contre les maladies transmissibles

Un engagement mondial aux dimensions identitaires et sécuritaires

Vincent Rollet 羅文笙

Politique étrangère de Taiwan et lutte contre les maladies transmissibles

Un engagement mondial aux dimensions identitaires et sécuritaires

Séminaire d'études taiwanaises. Working papers, 6

Louvain-la-Neuve 2016

academia
L'Harmattan

Séminaire d'études taiwanaises. Working papers, 6

Direction de collection : Professeur Paul Servais, avec la collaboration de Guillaume Gillard

Ce volume est issu des conférences données dans le cadre du Séminaire d'études taiwanaises de l'Université catholique de Louvain en février 2015 sur la politique étrangère de Taiwan dans le domaine de la santé par Vincent Rollet professeur à l'Université Wenzao à Taiwan et chercheur associé au Centre d'études français sur la Chine contemporaine (CEFC). Il a bénéficié d'une relecture attentive de la part de Madame Françoise Mirguet qui a bien voulu en assurer la mise en page.

D/2016/4910/49 ISBN 978-2-8061-0305-5

Grand-Place 29

B- 1348 Louvain-la-Neuve

www.editions-academia.be

Préface

Les épidémies de maladies transmissibles[1] chez l'Homme ne représentent pas des faits nouveaux puisque l'humanité en connait depuis l'Antiquité. En réalité, la nouveauté réside dans l'accélération de ce phénomène à partir de la seconde moitié du 20e siècle. Ainsi a-t-on vu émerger à partir de cette époque des fièvres hémorragiques virales (comme la maladie de Marburg ou encore la fièvre Ebola) sur les continents africains et américains, le VIH/Sida dans le monde entier, la grippe aviaire (H5N1), le SRAS ou encore plus récemment le virus du Chikungunya, le virus H1N1 ou encore la maladie à virus Zika.

Face à la propagation de ces maladies, à leur caractère transfrontière et aux conséquences néfastes qu'elles ont pu avoir en termes sanitaire, social ou encore économique, nos sociétés ont cherché à réagir collectivement avec la mise en place de règlements internationaux, d'institutions internationales spécialisées ou encore de mécanismes internationaux de coopération antiépidémique. Ces efforts ont alors progressivement créé un espace politique de gouvernance sanitaire mondiale composé d'une multitude d'acteurs – étatiques/non-étatiques, locaux, nationaux, internationaux et globaux – dont l'objectif principal est de réduire l'impact des maladies transmissibles sur nos sociétés.

Ces dernières années, un nombre croissant d'études se sont intéressées à cette réponse mondiale contre les maladies transmissibles et

---

[1] Ensemble de maladies capables de se propager d'une personne à une autre ou d'un animal à un être humain. Leur propagation se déroule souvent par l'intermédiaire de virus se propageant dans l'air ou de bactéries, mais également via le sang ou les fluides corporels.

ont donc participé à l'analyse de cette gouvernance antiépidémique globale. Deux types d'études complémentaires ont ainsi été proposées. Un premier ensemble de travaux qui se penchent tout d'abord, sur la gouvernance sanitaire mondiale, ses mécanismes globaux, ses limites et son influence sur les États[2]. Puis, un second type d'études qui s'intéressent plus spécifiquement à certains acteurs et analysent leur rôle, leurs interactions et leur influence au sein de cet espace politique sanitaire global[3]. En nous intéressant plus particulièrement à la politique étrangère de Taiwan dans le domaine de la lutte contre les maladies transmissibles, c'est en définitive au second groupe d'études qu'appartient ce travail, l'objectif étant ici d'apporter une pierre à la construction d'une sociologie de l'espace politique de la lutte mondiale contre les maladies infectieuses.

Trois raisons principales peuvent expliquer ce choix. Il faut tout d'abord rappeler que, membre de l'Organisation mondiale de la santé (OMS) entre 1948 et 1972, observateur à l'Assemblée mondiale de la santé (AMS) depuis 2009, pourvoyeur d'aide publique au développement dans le secteur de la santé depuis le début des années 1960 ou encore à l'origine d'un certain nombre d'initiatives sanitaires internationales, Taiwan a, au cours des soixante dernières années, progressivement développé et mis en œuvre une politique étrangère dans le domaine de la santé, notamment à l'égard des maladies transmissibles, qui représente aujourd'hui un élément incontournable de son engagement dans les affaires internationales.

Ce choix émane également de la constatation que si désormais les politiques globales doivent indéniablement prendre en considération la multiplicité des acteurs non-étatiques au sein de l'espace politique

---

[2] David P. FIDLER. *SARS, Governance and the Globalisation of Disease,* New York : Palgrave, 2004, 219 p. ; Nana POKU, Alan WHITESIDE. *Global Health and Governance,* New York : Palgrave MacMillan, mars 2004, 210 p. ; Marc DIXNEUF. *La santé, enjeu de la gouvernance mondiale ?,* Les Études du CERI, no. 99, décembre 2003, 36 p. ; Kelley LEE dir. *Health Impacts of Globalization : Towards Global Governance,* New York : Palgrave Mc Millan, janvier 2003, 272 p.

[3] Zafar ULLAH. « Health imperative in foreign policy: the case of Malaysia », *Bulletin of the WHO,* 2007, vol. 85, no. 3, p. 225-229 ; Mark KOWALEWSKI. *All things to all people : the Catholic Church confronts the AIDS crisis,* New York : State University of New York Press, 1994 ; Kelley LEE, Tikki PANG, Yeling TAN (eds). *Asia's Role in Governing Global Health,* Abingdon : Routledge, 2013.

de la lutte contre les maladies infectieuses, comme le souligne très justement Marc Dixneuf, ces politiques ne peuvent toutefois pas se permettre de « faire l'économie de l'action des États »[4]. Ainsi, si l'État a certes perdu le monopole de la réponse face aux maladies transmissibles, il reste un acteur prépondérant dont l'analyse du comportement international dans ce domaine s'avère inévitable.

Enfin, le choix de s'intéresser à Taiwan fut aussi motivée par l'observation d'une double carence en termes de travaux académiques. Tout d'abord, la grande rareté d'analyses scientifiques de la politique étrangère de Taiwan dans le domaine de la lutte contre les maladies transmissibles[5] malgré un nombre important de travaux consacrés à la politique étrangère de Taiwan et à son aide extérieure. Puis l'absence d'études consacrées à Taiwan parmi les travaux académiques portant sur la politique étrangère dans le domaine de la santé en général.

À partir de là, pour l'observateur de la politique internationale, quatre questions principales se sont posées :

1. Quelles sont la nature et les modalités de cette politique étrangère et quels en sont ses principaux acteurs ?

2. Quelles dynamiques suscitent et/ou conditionnent cette politique ?

3. Quels sont les effets de cette politique sur le statut internationale de Taiwan ainsi que sur la gouvernance mondiale de la santé ?

4. À la lumière de l'évolution rapide de la gouvernance sanitaire mondiale, de quelle manière la politique étrangère de Taiwan dans ce domaine va-t-elle à son tour évoluer ?

---

[4] Marc DIXNEUF. *La santé, enjeu de la gouvernance mondiale ?*, Les Études du CERI, no. 99, décembre 2003, p. 7.

[5] Alain GUILLOUX, *Taiwan, Humanitarianism and Global Governance*, Abingdon : Routledge, 2009 ; Jonathan HERINGTON and Kelley LEE, « The Limits of Global Health Diplomacy : Taiwan's observer status at the World Health Assembly », *Globalization and Health*, 10:71, 2014 ; Bjorn Alexander LINDEMANN, « Cross-strait Relations in the WHO since 2008 », in : B.A. LINDEMANN, *Cross-strait Relations and International Organizations, Taiwan's Participation in IGOs in the Context of Its Relationship with China*, Springer, 2014, pp. 187-251.

Ce sont en effet les questions qui animèrent une série de conférences que nous avons données dans le cadre du Séminaire d'études taiwanaises de l'Université catholique de Louvain en février 2015 sur la politique étrangère de Taiwan dans le domaine de la santé. Ce livre cherchera donc à y répondre en mobilisant simultanément les outils conceptuels proposés par les principaux courants des Relations internationales pour analyser la politique étrangère et en s'appuyant sur l'évolution sociale, politique et économique d'une des plus dynamiques sociétés démocratiques d'Asie, à savoir Taiwan.

Introduction : Politique étrangère et maladies transmissibles

Évolution d'une relation et cadre analytique

Le lien entre politique étrangère et maladies transmissibles n'est pas nouveau. En effet, au 13e siècle, lorsque les premières ambassades furent établies pour procurer aux cités États des informations relatives aux éruptions épidémiques survenues dans les pays voisins, les gouvernements étaient conscients des capacités des agents pathogènes à se déplacer d'un pays à un autre sans égard aux situations politiques, économiques et diplomatiques. Cela étant, il faudra attendre le milieu du 19e siècle pour que dans le cadre de leur politique étrangère des États décident de coopérer au niveau international pour notamment lutter contre ces maladies. Ainsi, à partir de cette époque et jusqu'à la première moitié du 20e siècle, ce sera dans le cadre de conférences sanitaires internationales que ces États chercheront à s'organiser collectivement face aux maladies pour notamment harmoniser les mesures de quarantaine concernant les maladies infectieuses comme le choléra, la peste et la fièvre jaune[6].

La politique étrangère des États dans le domaine de la santé va ensuite évoluer vers un soutien à la mise sur pied d'organisations internationales permanentes de santé avec la création de l'Office International d'Hygiène Publique (OIHP) (1907) et de l'Organisation

---

[6] Entre 1851 et 1903 seront ainsi organisées onze conférences sanitaires internationales. David P. FIDLER, « From International Sanitary Conventions to Global Health Security : The New International Health Regulations », *Chinese Journal of International Law*, vol. 4, Issue 2, 2005, p. 325-392.

d'Hygiène de la Société des Nations (OHSDN) (1920) dont les activités resteront cependant fortement limitées. Reste que la volonté des États de créer une organisation sanitaire internationale permanente se poursuit après la Seconde Guerre mondiale et se concrétise en avril 1948 avec la création de l'Organisation mondiale de la santé (OMS) par soixante-et-un pays. Si cette date marque l'émergence d'un nouvel acteur multilatéral dans le paysage de la santé internationale, elle représente également le début d'une nouvelle approche en ce qui concerne la lutte contre les maladies infectieuses. En effet, alors que l'approche en termes de menaces exogènes aux intérêts et à la puissance des États avait en définitive guidé la collaboration internationale depuis la moitié du 19e siècle, la Constitution de l'OMS proposa une toute autre approche qui se concentrait sur le droit fondamental des individus à atteindre le plus haut niveau de santé physique ou mentale. Pour reprendre les mots de David P. Fidler, avec la création de l'OMS, la lutte contre les épidémies va se déplacer d'une « stratégie horizontale centrée sur la protection de l'État vers une stratégie verticale fondée sur les droits individuels dont l'objectif est de réduire la mortalité et la morbidité à leur source dans les pays »[7]. En 1978, la Déclaration d'Alma Ata (Kazakhstan), prononcée lors de la Conférence internationale sur les soins de santé primaires dont le sous-titre était « Santé pour tous d'ici l'an 2000 », marqua le point culminant de cette approche.

Dans ce contexte d'évolution des approches de la santé et en l'occurrence de la lutte contre les maladies infectieuses, quatre dynamiques vont profondément influencer la relation entre politique étrangère et maladies transmissibles. Tout d'abord, le processus de mondialisation va modifier les tendances concernant la distribution et la propagation des maladies infectieuses ainsi que les moyens à notre disposition pour y répondre[8]. Vient ensuite, la fin de l'illusion d'une éradication possible de toutes les maladies transmissibles et une certaine déconvenue à l'égard des acteurs « historiques » de la lutte contre les épidémies et de leurs modalités d'action qui poussent

[7] David. P. FIDLER, « Germs, Norms and Power. Global Health's Political Revolution », *Law, Social Justice & Global Development Journal*, juin 2004, p. 11.

[8] Antoine GESSAIN et Jean-Claude MANUGERRA, *Les virus émergents*, Paris : PUF, [Coll. « Que sais je ? »], mars 2006, no. 3761.

les acteurs de la lutte contre les maladies infectieuses à développer de nouveaux mécanismes de coopération internationale. Simultanément, la mise à l'agenda sécuritaire d'un certain nombre de maladies transmissibles (VIH/Sida, grippe aviaire, SRAS…) va quant à lui octroyer à ces maladies le statut d'enjeu de sécurité (inter-)nationale et en cela représenter une priorité pour la politique étrangère. Enfin, la prolifération d'acteurs dans le domaine de la santé mondiale, leur niveau d'expertise et leurs moyens d'influence inciteront les États à collaborer avec le secteur privé et nourriront une réflexion autour de nouveaux mécanismes de partenariats.

Étudier la politique étrangère dans le domaine de la lutte contre les maladies transmissibles

Étudier la politique étrangère dans le domaine de la lutte contre les maladies transmissibles doit débuter par un aperçu des interprétations du lien entre « politique étrangère » et « santé ». À cet égard, à la lumière des travaux de D. Fidler, il est possible de distinguer trois interprétations principales.

La première considère la santé comme une valeur « transarchique » et par conséquent comme une finalité pour la politique étrangère. Cette première approche est particulièrement visible dans le cadre des Objectifs du Millénaire pour le Développement (OMD) proposés en 2000 par les Nations unies au sein desquels les questions de santé possèdent une place particulièrement importante, soit en tant que finalité, soit parce que les objectifs concernent en réalité les déterminants sociaux de la santé (pauvreté, éducation…). Dans ce contexte, la santé n'est plus considérée comme une activité technique voire apolitique, mais plutôt comme une « valeur politique suprême pour l'humanité du 21e siècle »[9].

Mais la santé peut également n'être considérée que comme un autre domaine auquel la politique étrangère s'est intéressée, notamment parce que les menaces sanitaires à l'égard des intérêts matériels et des capacités des États ont augmenté. Selon cette perspective, c'est essentiellement la menace que fait peser une maladie à l'égard de la

[9] David. P. FIDLER. « Health as Foreign Policy », *The Whitehead Journal of Diplomacy and International Relations*, été/automne, 2005, p. 184.

sécurité nationale, des capacités militaires, de la stabilité géopolitique ou des intérêts économiques et commerciaux qui fait réagir les décideurs de la politique étrangère. En d'autres termes ce n'est que lorsque les maladies viennent à interférer avec la poursuite des intérêts matériels d'un État qu'une réponse de politique étrangère est proposée. C'est donc ici la menace à l'intérêt national plutôt que l'importance intrinsèque de la santé qui vient guider la politique étrangère dans ce domaine.

Enfin, la dernière interprétation du lien entre la politique étrangère et la santé se concentre sur la santé en tant que science et notamment sur l'épidémiologie, dont les principes et impératifs scientifiques affecteraient l'action politique et en l'occurrence la politique étrangère. Ici la politique étrangère dans le domaine de la santé ne serait pas tant guidée par l'idéologie de la santé ou l'intérêt national que par la science de la santé et ses impératifs techniques.

Lorsqu'on s'intéresse maintenant à la perspective qui convient le mieux pour décrire l'évolution récente de la relation entre politique étrangère et santé, si l'idée que la santé puisse être l'objectif de la politique étrangère est souvent reconnue comme la perspective d'avenir la plus souhaitable, bon nombre de chercheurs (Mc Innes[10], K. Lee[11], Feldbaum & Michaud[12]...) reconnaissent que la seconde interprétation, qui considère la menace à l'intérêt national comme à l'origine de l'engagement international d'un État dans le domaine de la santé, reste encore la plus proche des faits et donc la plus pertinente pour l'analyse. En d'autres termes, bon nombre de spécialistes s'accordent aujourd'hui pour dire que l'intérêt national joue un rôle déterminant en ce qui concerne la formulation des politiques étrangères dans le domaine de la santé et notamment dans le domaine de la lutte contre les maladies infectieuses. Ce sera notre postulat de départ. Cela étant, qu'entend-t-on par « intérêt national » ? Quelles

---

[10] Colin MCINNES. « Looking beyond the national interest : reconstructing the debate on health and foreign policy », *MJA*, vol. 180, 16 février 2004, p. 168-170.

[11] Colin MCINNES, Kelley LEE. « Health, Security and Foreign Policy », *Review of International Studies*, 2006, vol. 32, p. 5-23.

[12] Harley FELDBAUM, Joshua MICHAUD. « Health Diplomacy and the Enduring Relevance of Foreign Policy Interests ». PLoS Med 7(4), 2010.

en sont ses dynamiques constitutives ? Le débat sur cette question au sein de la discipline des Relations internationales est à ce propos éclairant.

L'« intérêt national » comme déterminant de la politique étrangère dans le domaine de la santé

Les travaux en Relations internationales qui s'intéressent à la « politique étrangère » sont incontestablement très nombreux. Cependant, cet objet « politique étrangère » n'est pas appréhendé de la même manière par les internationalistes des principaux courants de cette discipline. S'il semble en effet qu'une majorité de ces travaux reconnaissent que l'« intérêt national » guide l'action d'un État et notamment la manière dont il interagit avec son environnement extérieur, c'est-à-dire sa politique étrangère[13], il faut ici souligner que les divergences entre internationalistes sont nombreuses en ce qui concerne la définition de cet « intérêt national ». Cela étant, il est possible de distinguer deux interprétations de l'« intérêt national » et notamment de ses déterminants.

La première est une interprétation reposant sur une approche classique de la sécurité de l'État. Fondée sur « une vision pessimiste des capacités humaines et du progrès moral »[14] que l'on retrouve chez Machiavel, l'approche réaliste des Relations internationales repose sur l'idée hobbesienne d'« état de nature » et considère le système international comme étant anarchique et par conséquent conflictuel puisque dépourvu d'une autorité légale (Léviathan) à l'inverse de la sphère politique interne où il existe un monopole de la violence légitime détenu par l'État. Par conséquent, au sein de ce système international anarchique, exclusivement composé d'États, ces derniers seraient toujours en proie aux guerres et donc dans une situation d'insécurité permanente. Dans ce contexte, l'intérêt national d'un

---

[13] Dario BATTISTELLA. « L'intérêt national. Une notion, trois discours », in : F. CHARILLON dir. *Politique étrangère. Nouveaux regards*, Paris : Presses de Sciences Po, 2002, p. 139-166.

[14] Robert GILPIN. « The Richness of the Tradition of Political Realism », in : R.O. KEOHANE, *Neorealism and its Critics*, New York : Columbia University Press, 1986, p. 304.

État, c'est-à-dire ce qui lui importe en premier lieu[15], consiste alors à assurer sa sécurité. Ainsi Raymond Aron souligne-t-il que « chacun, individu ou unité politique, a pour premier objet la sécurité »[16]. Kenneth Waltz estime que « dire qu'un pays agit au nom de l'intérêt national, signifie qu'il a examiné toutes les exigences de sa sécurité, et tente de les satisfaire »[17]. L'intérêt national qui guide la politique étrangère est donc selon K. Waltz principalement déterminé par ces « exigences de sécurité » qui réunissent la nécessité impérative de protéger la survie physique, l'intégrité territoriale, l'indépendance politique et l'identité culturelle d'un État confronté à une menace exogène et militaire comme celle que peut représenter un État belligérant.

Ainsi en considérant les exigences de sécurité comme capables de conditionner l'intérêt national d'un État et par conséquent sa politique étrangère, le courant réaliste a en définitive octroyé à la dynamique sécuritaire un potentiel explicatif important en vue d'interpréter le comportement des États sur la scène internationale. Cette approche fut essentiellement utilisée pour l'analyse de ce qu'on appelle la « haute politique » (*high politics*), c'est-à-dire les domaines relatifs à la conduite diplomatico-stratégique d'un pays.

Cependant, ces dernières décennies grâce au débat autour de la notion même de « sécurité » et à l'évolution qu'a connue sa définition, cette interprétation de la politique étrangère a vu son potentiel explicatif décupler et a dès lors dépassé le cadre d'analyse classique dans lequel elle avait alors été utilisée. En effet, nous avons été témoin depuis plusieurs décennies d'une remise en question de la définition traditionnelle de la sécurité, notamment de la sécurité des États, suite à une prise de conscience de la multiplication des thèmes de la sécurité. Les chercheurs parlent d'élargissement horizontal de la notion de sécurité. Cette prise de conscience a eu pour résultat d'augmenter à la fois le type, mais également le nombre, de menaces potentielles aux exigences de sécurité des États. Ainsi furent intégrées les me-

[15] Dario BATTISTELLA, *ibid.*, p. 143.

[16] Raymond ARON. *Paix et guerre entre les nations*, Paris : Calmann-Lévy, 1962.

[17] Kenneth WALTZ. *Theory of International Politics*, Adisson-Westley, Reading (Mass.), 1979, p. 134.

naces environnementales, criminelles et sanitaires, alors qualifiées de questions de sécurité non-traditionnelle, auxquelles fut octroyé le statut d'enjeu de sécurité nationale.

La seconde interprétation de l'intérêt national repose sur l'idée défendue par le courant constructiviste des Relations internationales qui considère, à l'instar d'Alexander Wendt, que les États chercheraient par leurs comportements à satisfaire une série d'intérêts – il parle alors d'*intérêts nationaux* – qui découlent en définitive des *identités* de l'État. Il considère ainsi que ces identités représentent « le fondement des intérêts »[18] dans le sens où « un acteur ne peut savoir ce qu'il veut avant de savoir ce qu'il est »[19]. Les tenants de l'approche constructiviste proposent ainsi de prendre en considération la variable identitaire afin d'expliquer le comportement d'un État sur la scène internationale. Ainsi, la politique étrangère serait guidée par des intérêts nationaux qui trouveraient racine dans les identités de l'État. À partir de là, procédant à une sorte d'anthropomorphisation de l'État, A. Wendt approfondit l'analyse des identités et en propose une typologie[20]. Il considère ainsi que les États sont « des acteurs dont le comportement est motivé par une variété d'intérêts enracinée dans des identités corporatives, de type, de rôle et collective »[21] qui peuvent être définies de la manière suivante[22] :

- L'« *identité corporative* » : elle est constituée par des traits spécifiques qui font d'une entité sociale, une entité en tant que telle et distincte des autres entités. Dans le cadre des Relations internationales, l'entité considérée comme étant un État possède ainsi pour se différencier d'autres acteurs comme les entreprises, les ONG, les individus : un territoire, des frontières précisément délimitées, des insti-

[18] Alexander WENDT. « Anarchy is What States Make of it : The Social Construction of Power Politics », *International Organization*, 46 (2), 1992, p. 398.

[19] Alexander WENDT, *Social Theory of International Politics*, Cambridge : Cambridge University Press, 1999, p. 231.

[20] *Ibid.*, p. 215.

[21] *Ibid.*, p. 233.

[22] Dario BATTISTELLA. « L'intérêt national. Une notion, trois discours », in : F. CHARILLON (dir.). *Politique étrangère. Nouveaux regards*, Paris : Presses de Sciences Po, 2002, p. 155-156.

tutions, le monopole de la violence légitime… A. Wendt considère cette identité corporative comme « la plateforme pour d'autres identités »[23].

- L'« *identité de type* » : à l'échelle d'une personne, il s'agirait des caractéristiques d'apparence, d'attitude, de valeurs, de capacité, d'opinions… qu'elle partage avec d'autres. Pour A. Wendt cette qualité sociale s'applique également aux États. Ils partageraient en effet certaines caractéristiques relatives aux types de régime politique ou formes d'État, aux systèmes économiques…[24].

- L'« *identité de rôle* » : selon A.Wendt, en Relations internationales, les théoriciens du rôle, comme K. Holsti et S.Walker[25], qui ont particulièrement travaillé sur la politique étrangère, se sont accordés pour dire que le rôle que se donne un État au travers de sa politique étrangère dépend entièrement des croyances des décideurs politiques et de la politique intérieure. Cependant, A. Wendt souligne que cette identité de rôle est conditionnée par la structure sociale de la politique internationale, et notamment par les normes qui la composent. Pour M. Finnemore, ces normes sont surtout des « attentes partagées par une communauté d'acteurs au sujet du comportement le plus approprié »[26]. L'identité de rôle d'un État est donc également définie par les perceptions, les attentes et l'image qu'ont les autres États de cet État en ce qui concerne son comportement et son rôle.

- L'« *identité collective* » : elle concerne le processus cognitif d'identification d'un État avec un ou plusieurs autres États. Cette identification selon A. Wendt est généralement spécifique à certaines questions et rarement totale. Cette identité collective induit une

---

[23] *Ibid.*, p. 225.

[24] *Ibid.*, p. 226.

[25] Kalevi J. HOLSTI. « National Role Conceptions in the Study of Foreign Policy », *International Studies Quaterly*, 1970, no. 14, p. 233-309 ; Stephen WALKER. *Role Theory and Foreign Policy Analysis*, Durham : Duke University Press, 1987, 328 p.

[26] Martha FINNEMORE. *National Interests in International Society*, London : Sage Publications, 2001, p. 22.

définition du bien-être de l'Autre comme une part de Soi, qui pourrait expliquer le comportement altruiste d'un État[27].

Ainsi, les constructivistes à l'instar de Wendt proposent une interprétation de la politique étrangère qui repose sur le postulat que les identités corporatives, de type, collectives et de rôle sont à l'origine des intérêts nationaux qui guident la conduite des États sur la scène internationale.

À travers cette introduction, nous avons donc constaté que l'interprétation de la politique étrangère dans le domaine de la santé pouvait partir du postulat que l'« intérêt national » représentait un élément moteur de la conduite des États dans ce domaine. La majorité des travaux qui se sont penchés sur le lien entre « politique étrangère » et « santé » en ont en effet apporté la confirmation. Toutefois, le fait que ces travaux ne se soient pas interrogés sur la définition de cet « intérêt national » a limité leur contribution à la construction d'une grille d'analyse de la politique étrangère centrée sur l'« intérêt national ».

Or du débat qui anime depuis plusieurs décennies la discipline des Relations internationales autour des dynamiques qui déterminent l'« intérêt national » émergent deux conceptions différentes de la définition de l'« intérêt national » qui se distinguent alors l'une de l'autre en fonction de la dynamique qu'elles considèrent comme déterminante dans la construction de l'« intérêt national », à savoir la dynamique sécuritaire ou la dynamique identitaire. Reste que ces deux conceptions signifient également deux interprétations différentes mais complémentaires de la politique étrangère : une politique étrangère conditionnée par les exigences de sécurité de l'État et une politique étrangère déterminée par les identités étatiques. C'est en croisant ces deux approches que nous nous proposons d'étudier la politique étrangère de Taiwan dans le domaine des maladies infectieuses.

---

[27] Alexander WENDT. *Social Theory of International Politics*, Cambridge : Cambridge University Press, 1999, p. 229.

Partie 1

Identités et exigences sécuritaires de Taiwan au sein de la gouvernance sécuritaire mondiale

1

Constructions identitaires de Taiwan sur la scène sanitaire internationale

Évolution de l'identité corporative de Taiwan

L'identité corporative est selon Alexander Wendt constituée par les traits spécifiques qui font d'une entité sociale, une entité en tant que telle et distincte des autres entités[28]. Dans le cadre des Relations internationales, les États, les multinationales, les ONG ou encore les individus détiennent ainsi des caractéristiques qui leur permettent de se différencier les uns des autres. Qu'en est-il de Taiwan ? Après avoir été une *colonie* de plusieurs puissances maritimes et économiques de l'époque (Portugal, Pays-Bas et Espagne) (1590-1662), une *province* de la dynastie des Ming (1662-1683), la *préfecture* du Fujian, alors province de l'Empire mandchou des Qing (1684-1885), la 22e *province* de l'Empire mandchou des Qing (1885-1895) et une *colonie* japonaise (1895-1945)[29], Taiwan a vu son identité corporative interprétée de différentes manières en fonction des représentations qu'en ont eu d'une part, les autorités au pouvoir dans l'île et d'autre part, les dirigeants en place à Pékin.

À partir de 1949, à Taiwan, alors refuge des troupes nationalistes du Kuomintang (KMT), pour Tchang Kai-shek Taiwan est une province de la République de Chine (RdC) sur laquelle le KMT devra assurer la

---

[28] Alexander WENDT. *Social Theory of International Politics*, Cambridge : Cambridge University Press, 1999, p. 225.

[29] John F. COPPER. *Taiwan. Nation-State or Province ?*, SMC Publishing, 2nd édition, Taipei, 1996, 220 p. ; Murray A. RUBINSTEIN dir. *Taiwan. A New History*, New York : M.E Sharpe, 2007, 560 p. ; HUNG Chien-chao. *A History of Taiwan*, Rimini : Il Cerchio, 2000, 367 p. ; et Denny ROY. *Taiwan, A Political History*, London : Ithaca, 2003, 286 p.

continuité de la « Grande Chine », c'est-à-dire de l'État-nation chinois tel qu'il avait été conçu par Sun Yat-sen dans son projet nationaliste et dont le seul légataire est la République de Chine. Une première évolution de la relation entre la « République de Chine » et « Taiwan » est discernable en 1981 lorsque Chiang Ching-kuo, devenu président de la RdC, abandonna l'objectif de reconquête militaire du continent et par la même occasion aida un peu plus à « sédentariser »[30] la République de Chine sur l'île de Taiwan et à rappeler qu'à cette époque, c'est essentiellement sur Taiwan que le pouvoir de la RdC s'exerce. Ainsi à la fin des années 1980, on note l'apparition de la dénomination politique de « République de Chine à Taiwan » malgré la persistance du nom « République de Chine » comme appellation juridique[31]. Cette « taiwanisation » de la République de Chine s'approfondit sous la présidence de Lee Teng-hui (1988-2000) avec notamment une place plus importante faite aux habitants arrivés sur l'île bien avant les troupes nationalistes ou encore, l'élection du Président taiwanais au suffrage universel direct. Cela étant, à cette époque, « Taiwan », en tant que telle, n'est pas évoquée de manière explicite en termes d'État par les officiels taiwanais. En effet, l'entité possédant ce statut reste la RdC et non Taiwan qui à l'instar de Penghu, Kinmen et Matsu, représente des territoires sous la juridiction de cet État. Cette perception est particulièrement visible dans la formule « Taiwan, (RdC) ».

Avec l'arrivée au pouvoir de Chen Shui-bian en 2000, on assiste – dès son discours d'investiture[32] – à une « étatisation » de Taiwan dans le sens où « Taiwan » sera explicitement et officiellement considérée comme possédant une identité corporative d'État. Le processus officiel d'« étatisation » de Taiwan fut dès lors engagé sous deux formes.

---

[30] Terme emprunté à J.-P. Cabestan, voir : Jean-Pierre CABESTAN. *Le système politique de Taiwan*, Paris : Presse Universitaire de France (PUF), [Coll. : Que sais-je ?], 1999, p. 30.

[31] *Ibid.* p. 6.

[32] La phrase « Taiwan se redresse » que l'on retrouve dans le titre de son discours et qui est exprimée trois fois dans le texte de ce dernier, est particulièrement évocatrice de ce processus d'étatisation de Taiwan puisqu'ici Chen voulait semble-t-il faire écho à la déclaration de Mao Zedong en 1949 pour la proclamation de l'établissement de la RPC dans laquelle ce dernier considérait que la Chine s'était redressée, que l'ancien régime avait été aboli et qu'un nouvel État était né.

Celle tout d'abord d'une utilisation récurrente tout au long des deux mandats de Chen Shui-bian de la formule « Taiwan est un État » dans l'ensemble des discours de la présidence et des officiels du gouvernement. Cette affirmation s'inscrivait alors dans la « Théorie des quatre étapes de la République de Chine » (*zhonghua minguo si jieduan lun* 中華民國四階段論) développée par Chen Shui-bian qui considérait que sous Tchang Kai-shek la RdC est en Chine (*zhonghua minguo zai dal,*中華民國在大陸) ; sous Chang Ching-kuo, la RdC arrive à Taiwan (*zhonghua minguo lai taiwan,*中華民國來臺灣) ; sous Lee Teng-hui, la RdC est *à* Taiwan(*zhonghua minguo zai taiwan,*中華民國在臺灣), et sous sa présidence la RdC *c'est* Taiwan, (*zhonghua minguo shi taiwan,* 中華民國是臺灣).

La seconde forme de ce processus concerna la campagne de rectification des noms dont les initiatives les plus significatives furent d'une part l'ajout du mot « Taiwan » sur les passeports des ressortissants taiwanais, le changement de nom d'un certain nombre d'entreprises publiques[33] ou encore l'évolution de la formule « Taiwan, (R.O.C) » qui devint « R.O.C, (Taiwan) ».

Depuis, 2008, dans le cadre de la présidence de Ma Ying-jeou, un double processus de « dé-étatisation » de Taiwan et de « dé-taiwanisation »[34] de la RdC est à l'œuvre au bénéfice de la République de Chine qui redevient l'État composé d'une part de Taiwan mais également de la Chine continentale. Pour l'administration Ma, Taiwan, à l'instar de la Chine, est considérée comme une région de la RdC et à ce titre, Ma Ying-jeou considère les relations entre la Chine et Taiwan comme des relations entre deux *régions* d'un même pays, la RdC (台灣地區與大陸地區人民關係條例)[35].

---

[33] Ainsi par exemple « Chunghwa Post » (*Zhonghua youzheng*) devint « Taiwan Post » (*Taiwan youzheng*) en anglais et en mandarin.

[34] Stéphane CORCUFF. « Ma Ying-jeou's China Leaning Policy and the 1683 Fall of Zheng in Taiwan : A Cross Century Geopolitical Comparison », 2011, p. 21. Disponible sur : « http://www.academia.edu/7763822/_2012_Ma_ying-jeous_China_ Leaning_Policy_and_the_1683_Fall_of_the_Zheng_in_Taiwan_ A_Cross-Centuries_Geopolitical_Comparison ».

[35] « Ma refers to China as ROC territory in magazine interview », *Taipei Times,* 8 octobre 2008, p. 2.

Du côté des dirigeants chinois, en 1949, pour Mao Zedong, Taiwan est une province de la « Grande Chine » qui possède comme unique gouvernement légitime celui de la République Populaire de Chine (RPC) successeur de la République de Chine. Les autorités communistes s'appuient sur la Déclaration du Caire pour avancer que Taiwan est un territoire chinois qui a été ravi par les Japonais et qui doit donc être remis au gouvernement successeur de la RdC, à savoir celui de la RPC. La représentation que se fait la RPC de l'identité corporative de Taiwan n'a depuis que peu évolué. Certes, en 1982, Deng Xiao-ping, lorsqu'il évoqua la notion d'« un pays, deux systèmes », proposa qu'au terme d'une « réunification pacifique », cette identité corporative évolue vers celle d'une « région administrative spéciale de Taiwan » possédant un « haut degré d'autonomie ». Cela étant, cette réunification n'ayant pas eu lieu, Taiwan qui est considérée par Pékin comme une « partie inaliénable de la Chine » (*zhongguo de yibufen*), continue de posséder pour les autorités chinoises une identité corporative de province – rebelle ou renégate – d'une Chine dont l'unique gouvernement légitime est la RPC.

Sur la scène internationale, si depuis les années 1970, les pays signant un acte de reconnaissance diplomatique avec la RPC considèrent que « Taiwan fait partie intégrante de la Chine », les pays alliés de la République de Chine ont, à l'instar des autorités taiwanaises, considéré Taiwan tout d'abord comme une province de la RdC, puis, à partir de l'élection de Chen Shui-bian, comme un État.

Tableau 1 : Évolution de l'identité corporative de Taiwan (1590-2016)

<table>
<tr><th>Période</th><th colspan="3">Identités corporatives de Taiwan</th></tr>
<tr><td>1590-1662</td><td colspan="3">Colonie de plusieurs puissances maritimes et économiques de l'époque (Portugal (Ihla Formosa), Pays-Bas et Espagne)</td></tr>
<tr><td>1662-1683</td><td colspan="3">Province de la dynastie des Ming (Koxinga)</td></tr>
<tr><td>1684-1885</td><td colspan="3">Préfecture du Fujian, alors province de l'Empire mandchou des Qing</td></tr>
<tr><td>1885-1895</td><td colspan="3">22e province de l'Empire mandchou des Qing</td></tr>
<tr><td>1895-1945</td><td colspan="3">Colonie japonaise</td></tr>
<tr><td></td><td>Pour le gouvernement au pouvoir à Taiwan</td><td>Période</td><td>Pour le gouvernement de la RPC</td></tr>
<tr><td>1945-1991</td><td>Province de la Chine dont le seul gouvernement légitime est la RdC</td><td rowspan="4">1949- 2015</td><td rowspan="4">Province de la Chine dont le seul gouvernement légitime est la RPC</td></tr>
<tr><td>1991-2000</td><td>Province de la RdC</td></tr>
<tr><td>2000-2008</td><td>État</td></tr>
<tr><td>2008-2016</td><td>Région de la Chine dont le seul gouvernement légitime est la RdC</td></tr>
</table>

Difficile construction d'*identités collectives* pour Taiwan sur la scène internationale

Pour A. Wendt, une identité collective existe lorsqu'un État s'identifie aux intérêts des autres États au point de les intégrer dans la définition de son propre intérêt national[36] ce qui aura donc des conséquences directes sur la formulation et la mise en œuvre de la politique étrangère de cet État. Ainsi lorsqu'un acteur possède le statut de membre d'une collectivité, celui-ci pourra développer une identité collective qui se traduira notamment par l'expression à la fois de son

[36] Alexander WENDT. *Social Theory of International Politics*, Cambridge : Cambridge University Press, 1999, p. 229.

appartenance à un collectif d'acteurs et d'un sentiment d'appartenir à un « Nous » (*we-feeling*). Un État pourra posséder plusieurs identités collectives en fonction des collectivités auxquelles il appartiendra.

Apprécier l'évolution des identités collectives de Taiwan peut ainsi se faire au regard d'une part de sa participation à un certain nombre d'organisations internationales depuis 1945 et d'autre part du sentiment d'appartenance de Taiwan à un/des « Nous », chez ses dirigeants et au sein de sa population.

Le 25 avril 1945, la RdC participa à la Conférence des Nations unies à San Francisco et à l'élaboration des 111 articles de la Charte des Nations unies qu'elle signa avec quarante-neuf autres pays le 25 juin 1945 pour donner officiellement naissance à l'ONU le 24 octobre 1945. À ce titre la RdC est donc membre fondateur de l'ONU. Entre 1945 et 1971, la RdC adhéra à une multitude d'organisations internationales intergouvernementales (OIG)[37], ainsi qu'à de nombreuses organisations internationales non-gouvernementales (OING)[38]. Ainsi, en 1966, la RdC appartenait à trente-neuf OIG, alors que la RPC n'était membre que d'une seule[39]. Ce niveau de participation de Taiwan était alors statistiquement supérieur à la moyenne mondiale, qui atteignait une participation à trente-quatre OIG et bien supérieur à la participation des pays asiatiques qui, en moyenne, appartenaient à vingt-six OIG[40].

Si à cette époque la RdC pouvait donc se satisfaire de son identité collective, la situation changea au début des années 1970. En effet, en 1971 lors de la 26e Assemblée Générale fut approuvée la Résolution 2 758 qui exigeait le « rétablissement des droits légitimes de la République populaire de Chine à l'ONU ». Ce vote eut pour conséquence le retrait de la RdC de cette organisation, des agences onusiennes ainsi que de bien d'autres institutions internationales. Une situation, qui à son tour, endommagea profondément l'identité col-

---

[37] OMS (1948), le Comité International de Médecine Militaire (CIMM) ou encore l'Office international des épizooties (OIE) (1954) et la Banque Asiatique de Développement (1966).

[38] Par exemple, le Comité International Olympique (CIO).

[39] L'Union des Associations Internationales (UAI).

[40] Chien-pin LI. « Taiwan's participation in inter-governmental organizations », *Asian Survey*, juillet/août 2006, vol. XLVI, no. 4, p. 598.

lective de la RdC qui voyait son niveau de participation aux organisations internationales chuter irrémédiablement.

Avec l'abolition de la loi martiale, le développement économique de Taiwan et le début du processus de démocratisation, Taiwan se tourna progressivement vers l'extérieur. Ses hommes d'affaires interagirent de manière croissante avec le monde, la population insulaire vit son pouvoir d'achat augmenter et ses capacités de voyager à l'étranger décuplées, et les citoyens, dans le cadre de la libéralisation politique du pays, commencèrent à interroger l'efficacité de la politique étrangère du gouvernement. Comme l'explique Michael Kau Ying-mao, à partir des années 1980, « la politique étrangère est progressivement devenue un « produit » de consommation de masse »[41]. Cependant en raison de la situation diplomatique de Taiwan, les Taiwanais se déplaçant à l'étranger durent faire face à une multitude de problèmes souvent d'ordre administratif (obtention de visas, protection des droits basiques…) qui éveilleront chez eux une déception quant à la situation de Taiwan sur la scène internationale. Par conséquent, une frustration quant au sentiment d'appartenance à la communauté internationale émergea chez les porteurs du passeport de la RdC, qui avaient l'impression que la RdC à Taiwan était « orpheline » au sein de l'arène mondiale et qu'ils étaient des « citoyens de seconde classe »[42] sur la scène internationale. Tout d'abord canalisée par le parti d'opposition – le *dangwai* puis le Parti Démocratique Progressiste (PDP) – qui exhorta le gouvernement à travailler au respect et à la protection de sa population à l'étranger, cette frustration reçut à partir de 1988 une attention particulière de la part du Président Lee Teng-hui et de son administration[43].

Ainsi, dans le cadre de sa « diplomatie pragmatique », le Président Lee accepta l'idée d'une « représentation duale » de la RdC au sein

---

[41] Michael Y.M. KAU. « The ROC's Diplomatic Impasse and New Policy Initiatives », in : Y.-H. CHU dir. *The Role of Taiwan in International Economic Organizations,* National Policy research series no. 1, Institute for National Policy research, Taipei, 1990, p. 13.

[42] *Ibid.,* p. 14.

[43] Yui-sang Steve TSANG. « Calculated Ambiguity: The ROC in International Politics today », in : M-L. NATH dir. *The Republic of China on Taiwan in International Politics,* Francfort : Peter Lang, 1998, p. 45.

des OIG qui permettait à la RdC de siéger dès lors au sein d'une OIG, qui comptait également parmi ses membres la Chine populaire. Cette nouvelle approche permit de maintenir Taiwan à la Banque de Développement Asiatique (BAD) et joua également un rôle important en ce qui concerne l'adhésion de la RdC à l'APEC. Grâce notamment à cette flexibilité, en 2000, Taiwan était membre de dix-neuf OIG (neuf en 1988) ainsi que de 943 OING (728 en 1988). Si cette tendance a pu représenter un facteur de revitalisation du sentiment d'appartenance de la RdC à « la communauté internationale », le sentiment général d'exclusion de la RdC sur la scène internationale se poursuivit notamment parce qu'aucune de ces organisations n'était affiliée à l'ONU et qu'elles représentaient en réalité des institutions fonctionnelles, techniques et régionales qui étaient certes techniquement importantes dans leurs domaines respectifs, mais qui, à part l'ADB, l'APEC et le GATT, étaient peu connues sur la scène internationale. Quant aux OING, elles ne possédaient pas la visibilité internationale suffisante pour que la RdC puisse en retirer un avantage conséquent en termes de sentiment d'appartenance à la communauté internationale. La frustration vint aussi du fait, que sous la présidence Lee, les campagnes qui en atteignant leurs objectifs, auraient eu le plus d'impact sur le sentiment d'appartenance de la RdC à la communauté internationale, à savoir la campagne pour l'adhésion de la RdC à l'ONU (depuis 1993) ou encore celles pour l'entrée à l'OMS, au FMI et à la Banque mondiale (depuis 1997) échouèrent toutes. À la fin des années 1990, RdC à Taiwan ne semblait donc pas avoir réussi à rompre avec son isolement international ainsi qu'avec le sentiment d'exclusion sur la scène internationale qui avait émergé au sein de sa société. Une situation qui représenta une des principales inquiétudes du président Lee Teng-hui jusqu'à la fin de son mandat[44].

Le PDP avait eu maintes fois l'occasion d'exprimer à travers ses discours ce sentiment d'exclusion internationale. Pour lui, Taiwan subissait toujours « un isolement politique sur la scène internationale » qui faisait d'elle « un paria au sein de la communauté interna-

---

[44] Jean Pierre CABESTAN, Benoit VERMANDER. *La Chine en quête de ses frontières. La confrontation Chine-Taiwan*, Paris : Presses de Sciences Po, [Coll. Mondes], 2005, p. 45.

tionale »[45]. Ce sentiment devint par ailleurs un élément central du « Livre blanc sur la politique étrangère pour le 21e siècle » rédigé par le PDP en novembre 1999, qui devait nourrir la campagne présidentielle de Chen Shui-bian et qui deviendra par la suite la base de sa politique étrangère. Pour remédier à cette situation, le Président Chen Shui-bian proposa d'agir sur la scène internationale selon le principe du « Nouvel internationalisme » (*xin de guoji zhuyi*), qu'il définissait comme la mise en œuvre de « stratégies pragmatiques comme la participation extensive aux activités internationales et l'objectif d'établir des relations d'amitié de long terme et durable ». Trois moyens principaux furent alors proposés pour que Taiwan « agisse comme un membre de la communauté internationale » : 1) la consolidation des relations officielles avec les alliés diplomatiques, 2) le renforcement des relations bilatérales avec les nations qui n'ont pas de liens formels avec Taiwan et enfin, 3) la participation aux organisations internationales. Cinq domaines prioritaires d'action furent alors mis en avant : la diplomatie de la démocratie, la diplomatie économique, la diplomatie humanitaire, la diplomatie de voisinage et la diplomatie des citoyens[46]. En mars 2008, c'est à dire à la fin du mandat de Chen, Taiwan appartenait officiellement à quarante-six OIG dont vingt-six en tant que membre et vingt en tant que membre associé ou observateur[47]. Ceci signifiait que depuis l'élection de Chen Shui-bian, Taiwan avait rejoint sept organisations internationales supplémentaires en tant que membre et quatorze de plus comme observateur ou membre associé[48]. Malgré cela, les discours officiels, politiques, académiques, journalistiques et, de manière générale, provenant de la société taiwanaise témoignèrent de la persistance d'un sentiment d'exclusion de Taiwan sur la scène internationale. Même Chen Shui-bian, rappelait en 2007 lors d'un entretien

---

[45] Maysing H. YANG (ed.). *Taiwan's Expanding Role in the International Arena*, London : M.E Sharpe, 1997, p. xxiii.

[46] DEMOCRATIC PROGRESSIVE PARTY (PDP), TAIWAN. White Paper on Foreign Policy for the 21st Century, 28 novembre 1999.

[47] GOVERNMENTAL INFORMATION OFFICE, *Taiwan yearbook 2007*, Taipei, 2007, p. 70.

[48] MINISTRY OF FOREIGN AFFAIRS, ROC (TAIWAN). The International Organizations in which we are members, mars 2008.

à la BBC, que Taiwan ne pouvait pas rester « une orpheline du village global »[49].

Depuis 2008, le nombre d'OIG auxquelles Taiwan participe n'a que légèrement augmenté. Ainsi en novembre 2015, Taiwan faisait partie de quarante-huit OIG dont trente et une en tant que membre, seize avec le titre d'observateur et un avec le statut de membre associé[50]. Une situation qui n'a donc pas permis d'améliorer le sentiment d'appartenance à la communauté internationale de la population taiwanaise, et donc l'identité collective de Taiwan sur la scène internationale.

L'*identité de type* de Taiwan dans le domaine de la lutte contre les maladies infectieuses

Pour Alexander Wendt, la qualité sociale d'apparence, d'attitude, de valeur, de capacité, d'opinions… s'applique certes aux Hommes mais également aux États. Ainsi ces derniers partageraient certaines caractéristiques relatives aux types de régime politique, aux systèmes économiques…[51]. Pour ce travail, nous sommes partis de l'idée que la question de l'identité *de type* pouvait également s'appliquer aux capacités des États à répondre à la propagation des maladies transmissibles et sa construction dépendre dès lors de trois principales dynamiques : tout d'abord l'évolution statistique de l'incidence des maladies infectieuses sur la morbidité et la mortalité de la population du pays, ensuite, la construction par l'État de cette identité et enfin, la perception qu'ont les acteurs internationaux de celle-ci. C'est en effet de l'interaction de ces trois dynamiques que s'est progressivement construite l'identité de type de Taiwan dans le domaine de la lutte contre les maladies infectieuses.

En ce qui concerne tout d'abord l'expérience de Taiwan dans le domaine du contrôle et de l'éradication des maladies transmissibles, l'île de Formose a longtemps eu l'image, aux yeux de ses voisins, d'un

---

49 Interview with President Chen Shui-bian, BBC, 22 août 2007.

50 MINISTRY OF FOREIGN AFFAIRS, ROC (TAIWAN). The International Organizations in which we are members, novembre 2015.

51 Alexander WENDT. *Social Theory of International Politics*, Cambridge : Cambridge University Press, 1999, p. 226.

territoire infesté de maladies contagieuses. Ainsi les hauts fonctionnaires de l'empire des Qing considéraient Taiwan comme un territoire dangereux pour leur vie, la qualifiant de « lointain marais empoisonné » où il fallait « remettre son âme entre les mains des dieux » avant de s'y rendre. Dans la seconde moitié du 19e siècle, alors que les premiers missionnaires presbytériens britanniques (Dr. James L. Maxwell) et canadiens (Dr. George L. Mackay, Dr. David Lansborough) arrivaient à Taiwan pour fournir des soins à la population locale et mettre sur pied un certain nombre d'institutions médicales[52], l'île était ravagée par de nombreuses maladies infectieuses comme la peste, la fièvre typhoïde, la dysenterie, le choléra, la variole, les méningites épidémiques et le paludisme. Lorsqu'en 1895, Taiwan fut cédée par l'empire Qing aux Japonais, ces derniers en parlaient alors comme d'une « île de sauvages et de paludisme »[53]. À cette époque cependant, le gouvernement japonais réalisa rapidement que son pouvoir dans l'île reposait en grande partie sur le contrôle efficace des épidémies dans le sens où, si pour asseoir sa présence dans l'île, il désirait attirer plus d'immigrants japonais jusque-là peu enclins à se confronter au climat humide et aux maladies de l'île[54], il devait développer les infrastructures sanitaires et médicales nécessaires pour améliorer la situation épidémiologique de l'île. Les Japonais décidèrent par conséquent d'une part de construire à Taipei un hôpital public (l'Hôpital du Grand Japon)[55], un collège de médecine et des instituts de médecine, mais également de former sur place du personnel médical et d'établir une administration sanitaire locale, et enfin d'introduire une série de mesures de santé publique et d'assainissement. L'ensemble de ces initiatives de prévention joua un

---

[52] Par exemple, l'hôpital Gu Lau dans le sud de l'île (1865), l'hôpital Mackay à Danshui au nord de Taiwan (1873) et l'hôpital chrétien de Changhua dans le centre (1895).

[53] CHANG Shih-lun. « Prémices japonaises », *Taiwan aujourd'hui*, mai 2006, p. 5-7. À cette époque plus de 4 600 Japonais présents sur l'île succombèrent aux maladies infectieuses et environ 27 000 furent malades du paludisme.

[54] LIU Shi-yung, *Medical Reform in Colonial Taiwan (1895-1945)*, Ph.D. dissertation, Pittsburgh, University of Pittsburgh, 2000 ; LO Ming-cheng, *Doctors within borders. Profession, Ethnicity and Modernity in Colonial Taiwan*, Berkeley and Los Angeles : University of California Press, 2002.

[55] Appelé à partir de 1956 : Hôpital Universitaire National de Taiwan, NTUH.

rôle déterminant dans l'éradication de la peste bubonique dès 1918 à Taiwan et servit par ailleurs de mesures expérimentales pour la création du système de prévention contre la peste au Japon. Certains chercheurs japonais parlent à ce propos de « réimportation des connaissances scientifiques »[56]. De manière générale, si l'incidence en termes de taux de morbidité et de mortalité des maladies infectieuses sur la population insulaire restait élevée, les conditions sanitaires et d'accès aux soins des habitants de Taiwan s'étaient particulièrement améliorées. Preuve en est, la population de l'île doubla en presque cinquante ans pour passer de 2 650 000 habitants en 1900 à 5 962 000 habitants en 1943[57]. Lorsque les Japonais rétrocédèrent Taiwan à la République de Chine (automne 1945), le système de santé de l'île était plutôt bien développé et organisé[58].

En 1948 fut créée à Nanjing, fief des troupes nationalistes, la Commission mixte sino-américaine pour la reconstruction rurale (JCCR) (*Zhongguo nongcun fuxing lianhe weiyuanhui*)[59] qui posséda tout d'abord un Comité de Santé, puis une Division de la Santé rurale (DSR), dont la principale mission fut d'améliorer les conditions sanitaires dans les campagnes chinoises sous contrôle nationaliste, dont faisait alors partie Taiwan. Lorsque les troupes de Mao Zedong prirent Canton, la DSR comme l'ensemble de la JCCR, déménagèrent à Taiwan (août 1949). La DSR découvrit alors une île où l'état sanitaire était extrêmement précaire. La plupart des hôpitaux y avaient été endommagés ; l'administration sanitaire était en désuétude ; les moyens manquaient gravement et les infrastructures médicales et sanitaires rurales étaient inopérantes. En réalité, depuis la rétrocession par le Japon de Taiwan au gouvernement de la RdC, ce dernier n'avait pas fait

---

[56] Tomoo ICHIKAWA. « Re-importation of scientific knowledge : Plague epidemics in colonial Taiwan and Japan ». Présenté lors de l'Association for Asian Studies (AAS) Annual Meeting, San Francisco, 6-9 avril 2006.

[57] Murray A. RUBINSTEIN dir. *Taiwan. A New History,* New York : M.E Sharpe, 1999, p. 210.

[58] DEPARTMENT OF HEALTH, TAIWAN. *Hospital Care in Taiwan,* Taipei, janvier 2006, p. 7.

[59] SHEN Tsung-han. *The Sino-American Joint Commission on Rural Reconstruction : Twenty Years of Cooperation for Agricultural Development,* New York : Cornell University Press, 1970.

de la poursuite du travail des Japonais dans le domaine de la santé publique et de la lutte contre les maladies infectieuses, une de ses principales priorités[60]. Le combat se trouvait en effet ailleurs. Or cet abandon se traduisit inéluctablement en une augmentation rapide du nombre d'épidémies de maladies infectieuses[61].

À l'arrivée de la Division de la santé rurale à Taiwan une politique de contrôle et de prévention des maladies transmissibles fut alors relancée et furent mis en œuvre des programmes d'hygiène personnelle en direction à la fois de la population rurale touchée à 95 % par des maladies infectieuses intestinales d'origine parasitaire, et des enfants victimes du trachome pour 60 % d'entre eux.

Parallèlement à ce travail de prévention, le renforcement des capacités taiwanaises de production de vaccins contre ces maladies fut également décidé et donna naissance à un « Laboratoire national pour les sérums et les vaccins » dont l'objectif principal fut de développer de nouveaux vaccins, indispensables à la protection sanitaire de la population insulaire, et qui joua un rôle primordial dans la réussite des vastes programmes d'immunisation lancés à Taiwan dans les années 1950 contre la diphtérie, la poliomyélite et le tétanos.

Cette volonté politique de contrôler les maladies transmissibles, le développement des ressources humaines et infrastructurelles de santé et l'aide internationale, que nous évoquerons plus tard, ont en définitive permis en une dizaine d'années de faire chuter l'incidence d'un certain nombre de maladies infectieuses (paludisme, maladies vénériennes, tuberculose), voire d'en éradiquer cinq d'entre elles (la peste en 1948, la filariose et la variole en 1955, la rage en 1959 et le paludisme en 1965)[62].

---

[60] Georges H. KERR. *Formosa Betrayed*, 3e édition, Taipei : Taiwan Publishing Co., p. 174-183.

[61] Ainsi dès l'été 1946, une épidémie de choléra toucha le sud de l'île, l'incidence du paludisme et de la lèpre augmenta à la même époque à un rythme soutenu, la peste réapparut alors qu'elle avait disparu depuis 1918 et Taiwan connut une flambée de variole entre 1946 et 1947.

[62] En novembre 2000, Taiwan fut déclarée zone sans poliomyélite et ce, trente-quatre ans après le lancement du premier programme de vaccination orale gratuit et systématique contre cette maladie.

S'il est ainsi indéniable que, depuis 1949, Taiwan a connu un certain nombre de succès dans le domaine de la lutte contre les maladies infectieuses, ces succès, couplés à l'augmentation croissante de l'incidence des maladies chroniques (cancer, maladies cardiovasculaires…), n'ont cependant pas été sans effet sur les discours qu'ont pu tenir depuis les autorités taiwanaises à l'égard du contrôle des maladies transmissibles dans l'île.

En effet, à partir du début des années 1980, les autorités taiwanaises soutenues par une grande partie de la profession médicale vont présenter Taiwan comme en phase de « transition sanitaire », c'est-à-dire qu'en termes d'incidence des maladies sur la population, les maladies infectieuses étaient progressivement supplantées par des maladies non-transmissibles et chroniques, alors considérées comme les « maladies des pays développés ». Se renforça dès lors chez de nombreux officiels et professionnels de la santé taiwanais, la conviction que les efforts mis en œuvre depuis trois décennies pour lutter contre la propagation des agents pathogènes dans l'île, permettaient de considérer que les maladies infectieuses ne représentaient plus la priorité majeure de santé publique à Taiwan. À ce titre, fortes de leur expérience, les autorités taiwanaises considéraient que la propagation du VIH/Sida apparu sur l'île en décembre 1984 resterait sous contrôle[63] et que la lutte contre la tuberculose, dont l'incidence marquait alors un net déclin, devait permettre de faire disparaitre cette maladie de la surface de l'île[64].

Cette assurance fut par ailleurs confortée par les louanges faites aux autorités taiwanaises par un certain nombre d'acteurs étrangers. C'est en effet le cas de la Coopération Économique d'Asie-Pacifique (APEC) qui rappelait, en 2001, que Taiwan faisait partie des rares économies qui avaient connu une forte incidence du paludisme au

[63] « In sickness and in health », *Taiwan Journal*, 12 janvier 1995, p. 4 ; TAIWAN CDC, CDC *Annual Report 2004*, Taipei, p. 5.

[64] Entretien avec WU Yung-tung, conseiller spécial du Président Chen Shui-bian et ancien président de l'Association médicale de Taiwan, Taipei, le 6 juillet 2006. Une partie de cet entretien a donné lieu à un article : Vincent ROLLET. « From Taiwan to the World Health Arena : An Interview with Dr. Wu Yung-tung », *Taiwan Health in the Globe*, Taipei: Department of Health, novembre 2006, p. 4-7.

début du 20e siècle et qui avait réussi à l'éliminer[65]. Ou encore, le US Congressional Taiwan Caucus qui, dans le cadre de son soutien à la campagne OMS de Taiwan rappelait que, dans le domaine de la santé, les réussites taiwanaises avaient été « substantielles »[66].

Or, cette conviction d'un recul inéluctable et durable des maladies infectieuses à Taiwan aura des conséquences profondes en termes de stratégies en ce qui concerne la politique de la santé à Taiwan. Ainsi, à partir de cette époque la priorité fut donnée à la lutte contre les maladies non contagieuses et chroniques. À titre d'illustration de cette tendance, en 1989, le système de contrôle de la tuberculose à Taiwan fut officiellement transformé en système de contrôle contre les maladies chroniques et les ressources jusque-là allouées à cette maladie furent drastiquement réduites et réorientées vers d'autres maladies. Malgré les critiques internes et des associations, et en dépit des épidémies d'entérovirus en 1998 et de dengue en 2002, cette dynamique ne fut pas reconsidérée et tout au long des années 1980-1990, Taiwan se targua d'une identité de type qui s'apparente à celle de « société capable de contrôler efficacement et durablement, voire d'éradiquer, les maladies infectieuses sur son territoire », une identité partagée par ailleurs avec bon nombre de pays industrialisés.

Cela étant, cette identité fut fortement endommagée par la crise du SRAS. En effet, après en avoir profité pour avoir réussi à juguler la propagation du virus sur l'île (15 mars-22 avril 2003) à la différence de Hong Kong ou de la Chine, cette identité fut profondément remise en cause suite aux difficultés des autorités sanitaires à faire face à l'augmentation croissante des cas (250 cas le 24 avril et 692 cas le 30 juin). Cette période fut marquée d'une part, par de vives critiques à l'égard d'un élément fondateur de son identité de type, à savoir ses capacités organisationnelles, matérielles et humaines à répondre aux épidémies, et d'autre part, par la démission du ministre de la Santé, Twu Shiing-jer, (16 mai) qui représentait en définitive le garant de

---

[65] APEC, *Infectious Diseases in the Asia Pacific Region: A Reason to Act and Acting with Reason*, septembre 2001, p. 6.

[66] US CONGRESS, *Act concerning the participation of Taiwan in the World Health Organization*, 107th Congress of the US of America, 1st session, Washington, 2 janvier 2001.

cette identité, et enfin par le refus d'une partie de la population de suivre les mesures conseillées par les autorités sanitaires, révélateur d'une interrogation sur les capacités réelles de Taiwan face au SRAS. Par ailleurs, les critiques du CDC américain, des médias internationaux (*Washington Post,* BBC, *New York Times*) ou encore de l'OMS quant à la réaction de Taiwan face au SRAS, ainsi que les restrictions imposées par un certain nombre de gouvernements et d'entreprises à l'égard de Taiwan (suspension de projet de coopération, restrictions touristiques...) vont également malmener l'identité de type de Taiwan dans le domaine du contrôle des maladies infectieuses.

Une fois l'épisode du SRAS terminé, les autorités sanitaires décidèrent de « tirer les leçons du SRAS » pour progressivement restructurer les mécanismes de lutte contre les maladies infectieuses dans l'île et renforcer les politiques de prévention et de contrôle des maladies infectieuses (VIH/Sida, tuberculose, fièvre dengue et entérovirus) dès lors considérées comme « maladies transmissibles d'intérêt public ». À cette restructuration s'ajouta un discours confiant quant aux capacités de Taiwan à faire face au nouveau virus qui se propageait alors dans la région, le H5N1, qui considérait notamment que l'ensemble des mesures prises par le Département de la santé depuis 2004 avait permis de garder ce virus à distance de Taiwan, alors que nombre de pays voisins de Taiwan étaient touchés par la grippe aviaire.

La restructuration de la lutte taiwanaise contre les maladies infectieuses, la capacité à se protéger contre le H5N1, auxquelles il faut ajouter une certaine reconnaissance internationale de la part de l'OMS, des médias internationaux et d'experts en santé publique, ont alors permis à Taiwan de renouer progressivement avec son identité de type de « société capable de contrôler efficacement et durablement, voire d'éradiquer, les maladies infectieuses sur son territoire ».

Construction d'une *identité de rôle* pour Taiwan sur la scène internationale

En Relations internationales, les théoriciens du rôle[67] s'accordent à dire que le rôle que se donne un État à travers sa politique étrangère dépend principalement des croyances des décideurs politiques et de la politique intérieure. Pour A. Wendt, l'identité de rôle est en réalité conditionnée par la structure sociale de la politique internationale, et notamment par les normes qui la composent et qui, selon le courant constructiviste, possèdent bien plus qu'une fonction régulatrice. Comme le souligne M. Finnemore, ces normes comportent en effet l'idée de « on devrait faire… » qui les différencient des règles[68] et se définissent dès lors comme des « attentes partagées par une communauté d'acteurs concernant le comportement le plus approprié »[69]. En d'autres termes, l'identité de rôle renvoie également aux propriétés qui caractérisent les relations d'un État avec les autres et qui font que les autres États s'attendent à ce qu'il se comporte d'une certaine façon et qu'il adopte un certain rôle sur la scène internationale.

Afin d'appréhender quelle est la nature de l'identité de rôle de Taiwan dans le domaine notamment de la lutte internationale contre les maladies infectieuses, il faut s'intéresser d'une part aux croyances des décideurs politiques taiwanais quant au rôle de Taiwan sur la scène internationale, mais d'autre part à la manière avec laquelle un certain nombre de normes internationales ont pu conditionner l'identité de rôle de Taiwan sur la scène internationale dans le domaine, notamment, de l'aide extérieure.

Lorsqu'on s'intéresse aux discours relatifs au rôle de Taiwan sur la scène internationale dans le domaine de l'aide extérieure on se rend compte que, depuis les années 1970, revient de manière récurrente chez les décideurs politiques taiwanais l'idée que Taiwan est rede-

---

[67] Kalevi J. HOLSTI. « National Role Conceptions in the Study of Foreign Policy », International Studies Quaterly, no. 14, 1970, p. 233-309 ; Stephen WALKER. *Role Theory and Foreign Policy Analysis*, Durham : Duke University Press, 1987, 328 p.

[68] Martha FINNEMORE, Kathryn SIKKINK. « International Norms Dynamics and Political Change », *International Organization*, vol. 52, no. 4, automne 1998, p. 890.

[69] Martha FINNEMORE. *National Interests in International Society*, London : Sage Publications, 2001, p. 22.

vable envers la communauté internationale pour l'aide internationale que l'île reçut entre 1951 et 1971. Il s'agit principalement de l'aide économique prodiguée par les États-Unis (1951-1965) qui fut considérée comme la plus élevée des aides américaines en Asie de l'Est comparativement à la population du pays[70]. Cette aide américaine qui visait à l'amélioration des infrastructures (centrales électriques, transports, communication...), au développement du secteur agricole et du secteur industriel, ainsi qu'un certain nombre de réformes et d'orientations économiques décidées par les autorités taiwanaises à partir des années 1950 furent à l'origine du décollage économique de Taiwan. En plus de ce vaste soutien économique américain, Taiwan reçut également de la part de la communauté internationale une aide ciblée, notamment dans le domaine de la santé. Ainsi la Fondation Rockefeller finança la construction de trois stations de recherche et de surveillance du paludisme, ainsi que celle d'un nouvel Institut pour la recherche sur le paludisme à Taiwan (*Taiwan sheng nüeji yanjiu suo*)[71], et apporta son soutien à un projet de prévention du paludisme qui sera à partir de 1951, poursuivi par l'OMS[72]. Cette coopération permit à Taiwan de faire son entrée le 1er novembre 1965 sur la liste de l'OMS des pays où le paludisme avait été éradiqué. À cette époque, l'OMS et l'UNICEF soutenaient également Taiwan dans sa lutte contre la tuberculose avec pour résultat une forte baisse de la mortalité due à cette maladie. Finalement, l'aide extérieure cibla également d'autres domaines comme le contrôle des maladies vénériennes, du trachome, de la diphtérie ou du tétanos ainsi que l'amélioration de la santé maternelle et infantile.

À cette croyance considérant que Taiwan avait une « dette » à l'égard de la communauté internationale, s'ajoute inévitablement la question de la nature de son « remboursement ». C'est ici le partage de l'« expérience de Taiwan » (*taiwan jingyan*) qui fut considéré par les décideurs politiques comme le meilleur moyen de rendre au monde ce dont Taiwan avait bénéficié à une époque. Or, depuis les

---

[70] Neil H. JACOBY. *US Aid to Taiwan: A Study of Foreign Aid, Self-help, and Development*, New York : Praeger, 1966, p. 38.

[71] Dont l'acronyme anglais est TAMRI pour Taiwan Malaria Research Institute.

[72] TAIWAN MALARIA RESEARCH INSTITUTE, Annexes to the Plan of Operations for Malaria Eradication in China (Taiwan), 1963, Document 2025, p. 69.

années 1990, à travers les discours des autorités taiwanaises sur l'aide au développement, on se rend compte que l'expérience sanitaire et médicale taiwanaise représente une composante incontournable de cette idée d'« expérience de Taiwan ». Quatre évolutions majeures sont alors mises en avant : l'amélioration continue et rapide de l'espérance de vie des Taiwanais depuis la fin de la Seconde Guerre mondiale, le déclin de l'incidence des maladies infectieuses au sein de la population insulaire depuis les années 1950, la multiplication des capacités matérielles et humaines dans le domaine de la santé publique, et enfin l'amélioration de l'accès aux services de soins et de santé dans l'île, notamment grâce à son programme national d'assurance-maladie (*Quanmin jiankang baoxian*) lancé en 1995 et devenu, à juste titre, une véritable fierté des dirigeants taiwanais.

En ce qui concerne les attentes internationales auxquelles Taiwan aurait cherché à répondre dans le cadre de sa politique étrangère et qui ont eu une influence sur le processus de construction de son identité de rôle dans le domaine de la lutte contre les maladies infectieuses, on constate, à travers les déclarations des responsables taiwanais, que deux normes internationales ont été particulièrement influentes en termes de construction de l'identité de rôle de Taiwan sur la scène internationale dans le domaine de la santé publique et, par ailleurs, profondément internalisées au sein des discours officiels taiwanais.

La première est l'objectif entériné par l'Assemblée Générale des Nations unies d'allouer au moins 0,7 % de leur PNB à leur aide publique au développement (APD). Bien qu'aujourd'hui seuls le Danemark, le Luxembourg, les Pays-Bas, la Norvège et la Suède – qui s'auto-désignent G0,7 en référence au G7 – ont atteint ou dépassé ce pourcentage, cette norme internationale reste une attente à laquelle des États et une multitude d'acteurs (OI, ONG, ONGI) font référence dans leurs discours, leurs programmes ou leurs campagnes, en l'occurrence lorsqu'ils s'engagent à soutenir la réalisation des Objectifs du Millénaire pour le Développement (OMD). Si le montant de l'APD taiwanaise reste, depuis 2000, aux alentours de 0,1 % de son PNB, de nombreux discours de politique étrangère font référence à cet objectif de 0,7 %, et c'est en tout cas ce qui est attendu de la part de la communauté internationale à l'égard d'un pays industrialisé comme Taiwan.

Parmi les normes qui ont nourri l'identité de rôle de Taiwan dans le domaine de l'aide au développement, on trouve également les OMD sur lesquels s'étaient accordés cent nonante chefs d'État lors du Sommet du Millénaire organisé par l'ONU en septembre 2000 à New York. En mentionnant ces OMD (*lianheguo qianxinian fazhan de mubiao*) de manière récurrente dans leurs discours relatifs à l'aide extérieure[73], les autorités taiwanaises considèrent en effet qu'à l'instar des autres États, le rôle de Taiwan dans le domaine du développement serait donc de soutenir la réalisation des objectifs suivants : 1) réduire de moitié la part de la population qui souffre de faim et celle dont le revenu est inférieur à un dollar par jour, 2) assurer la scolarisation primaire pour tous les enfants, 3) promouvoir l'égalité des sexes et l'autonomisation des femmes, 4) réduire de deux tiers le taux de mortalité des enfants de moins de cinq ans, 5) réduire de trois quarts le taux de mortalité maternelle, 6) stopper la propagation du VIH/Sida, du paludisme et d'autres grandes maladies, 7) réduire la part de la population qui n'a pas accès à l'eau potable et 8) mettre en place un partenariat mondial pour le développement en instaurant un système commercial et financier plus juste et en traitant le problème de la dette.

De l'interaction des croyances des décideurs politiques taiwanais quant à l'obligation morale pour Taiwan de « rendre » l'aide internationale qu'elle a reçue par le passé en partageant, depuis qu'elle en a les moyens, son expérience dans divers domaines, et du phénomène d'internalisation dans les discours officiels taiwanais des normes internationales invitant les États à allouer 0,7 % de leur PNB à l'APD et à soutenir la réalisation des ODM, Taiwan a ainsi progressivement développé sur la scène internationale une identité de rôle dont la nature est celle de « pourvoyeur émergent d'aide publique au développement ».

[73] Voir les préfaces des rapports de l'ICDF depuis 2001 ; HOU Sheng-mou. Keynote Speech, discours donné lors du « 2006 Global Forum for Health Leaders, Taipei, 3 décembre 2006.

2

Les maladies transmissibles comme enjeu de sécurité nationale à Taiwan

Maladies transmissibles et sécurité nationale

On assiste, depuis la fin des années 1990, à une propension grandissante de la part des États et des OI à s'intéresser aux conséquences sécuritaires des maladies transmissibles. Si cette dynamique prend en réalité racine aux États-Unis à la fin des années 1980 dans le cadre de la campagne « maladies émergentes » (*emerging diseases campaign*), qui marque la fin d'un optimisme aveugle dans la possibilité d'éradiquer les maladies infectieuses dans le monde[74], elle s'est fortement renforcée en raison notamment de la propagation continue du VIH/Sida, de l'explosion de la grippe aviaire à partir de 1997, des attaques à l'anthrax en 2001, de la question du bioterrorisme et enfin de la crise du sars en 2004. Suite à ces événements, différents acteurs ont alors progressivement porté les maladies transmissibles sur les agendas nationaux et internationaux de sécurité, provoquant, pour reprendre les termes d'Ole Waever et de Barry Buzan, une « sécurisation » (*securitization*) des maladies infectieuses[75].

Selon ces théoriciens de la sécurisation, le « processus de sécurisation Σ » (*securitization process*) serait en réalité déterminé par cinq éléments principaux. Tout d'abord, ce sont les « acteurs sécurisants » (*securitizing actors*) qui font d'un sujet une question de sécurité. Ils sont généralement perçus comme des « voix acceptées

---

[74] Patrick ZYLBERMAN. *Tempêtes microbiennes. Essai sur la politique de sécurité sanitaire dans le monde transatlantique*, Paris : Gallimard, 2013, p. 43-79.

[75] Bary BUZAN, Ole WAEVER, Jaap de WILDE. *Security: A New Framework for Analysis*, Boulder : Westview Press, 1998, p. 25.

de sécurité ayant le pouvoir de définir la sécurité »[76] et sont souvent des officiels du gouvernement, des groupes de pression ou des leaders politiques[77]. Ensuite, ces acteurs produisent un discours sécurisant présentant une question spécifique comme une « menace existentielle ». Le mot « sécurité » *per se* est ou n'est pas utilisé, mais les arguments qui présentent la question comme une menace sont déterminants. Puis, un « objet référent » est désigné comme une victime potentielle de cette menace existentielle. Cet objet référent peut être l'État (sécurité nationale) ou l'individu (sécurité humaine). À cela s'ajoute des « mesures d'urgence » considérées comme exceptionnelles car différentes des initiatives prises dans le cadre du traitement politique routinier de questions qui n'auraient pas été sécurisées. Enfin, la sécurisation d'une question dépend également du fait que l'audience en direction de qui est dirigé l'acte de langage sécuritaire accepte que telle ou telle question soit présentée comme une menace existentielle. Si l'audience n'accepte pas ce discours, Waever et Buzan parlent alors de « mouvement sécurisant » (*securitizing move*)[78] et non de sécurisation.

Le processus de sécurisation d'une question spécifique peut ainsi être résumé de la manière suivante : un *acteur sécurisant* déclare qu'une question spécifique représente une *menace existentielle* à l'égard d'un *objet référent* et que face à cette situation, il est indispensable d'adopter des *mesures exceptionnelles* pour répondre efficacement à la menace. Si, et seulement si, le discours est accepté par l'audience visée et matérialisé sous la forme de mesures exceptionnelles, il est possible de considérer la sécurisation comme tangible.

S'ajoutent à ces éléments fondamentaux du processus de mise à l'agenda sécuritaire, un certain nombre de conditions capables de faciliter cette dynamique (*facilitating conditions*)[79]. Ainsi le processus de sécurisation aurait plus de chance de se réaliser tout d'abord lorsqu'il est produit par un acteur ayant une position d'autorité pour se

[76] *Ibid.*, p. 31.

[77] *Ibid.*, p. 40.

[78] *Ibid.*, p. 25.

[79] *Ibid.*, p. 31-33.

prononcer sur la sécurité (par exemple, l'État). Par ailleurs, la recherche d'une plus grande légitimité politique, un désir de contrôle de la société, la volonté de garder l'autorité et des privilèges ou encore les pressions de la communauté internationale peuvent également représenter de fortes motivations pour mettre à l'agenda sécuritaire une question spécifique.

Simultanément, la « sécurisation » des maladies transmissibles a été étudiée par les anthropologues, dont les recherches ont l'avantage de positionner ce phénomène sur le long terme et de s'intéresser à la nature des mesures proposées pour répondre aux épidémies. Ainsi, dans leur approche générale de la sécurité, les anthropologues qui se sont intéressés au lien entre sécurité et santé (Stephen Collier, Andrew Lakoff, Frédéric Keck, Nicholas King...) font une distinction entre trois types de sécurité. Tout d'abord, la « sécurité de l'État souverain » développée au 17e siècle et appelant à la protection de la souveraineté territoriale contre les armées étrangères. Puis, l'approche en terme de « sécurité de la population », qui aurait émergée au 19e siècle et qui reposerait sur l'idée de protéger la population contre une menace interne. Enfin, la « sécurité des systèmes vitaux », dont l'objectif est la protection des structures essentielles gouvernant la vie sociale et économique.

Alors qu'une approche en termes de « sécurité de la population » génère des mesures préventives, considérer les maladies transmissibles comme une question de « sécurité des systèmes vitaux » engendre des initiatives dites de *preparedness*. Or ces deux types de mesures restent profondément différentes. Développées au 19e siècle, les politiques de prévention reposent sur une compréhension précise et scientifique des maladies transmissibles et sur la probabilité d'éruption contemporaine. Dans ce contexte, les mesures préventives, dont l'objectif est de protéger la population, sont matérialisées par des initiatives de santé publique ou des mesures de développement contre la pauvreté[80]. À l'inverse, la *preparedness*, comme « modalité d'urgence de l'inter-

[80] Andrew LAKOFF, « The Generic Biothreat, or How we became unprepared ? », *Cultural Anthropology*, vol. 23, issue 3, 2008, p. 106.

vention »[81], s'occupe d'événements sanitaires spécifiques de faible probabilité et utilise la fiction pour renforcer sa légitimité. Elle est dès lors plutôt matérialisée par des mesures qui s'adressent aux vulnérabilités des infrastructures sanitaires et produit des mesures de renforcement des systèmes de surveillance, le développement d'exercices de simulation[82], la production de vaccins ou le stockage de médicaments. En ce sens, ces mesures cherchent à renforcer les capacités d'un pays à répondre à un événement biologique potentiellement catastrophique.

À la lumière de ce cadre analytique nourri à la fois par les relations internationales et l'anthropologie, nous allons désormais revenir sur la mise à l'agenda sécuritaire des maladies transmissibles à Taiwan.

Menaces d'attaques biologiques et lien entre maladies et sécurité nationale à Taiwan

Le fait qu'une attaque biologique d'origine étatique soit présentée comme une menace n'est, en réalité, pas un phénomène nouveau à Taiwan. En effet, pendant la Guerre froide, elle fut au cœur des discussions des militaires et des officiels taiwanais, en référence notamment aux programmes chinois de construction d'armes biologiques qui étaient alors considérés et présentés comme une menace potentielle à la sécurité de l'île. À ce titre, la constitution, à la fin des années 1970, d'un stock de vaccins antivarioliques par les autorités taiwanaises montre combien cette question était présente dans les esprits de l'époque. Si, en 1984, la Chine signa la Convention sur les armes biologiques de 1972 qui interdisait le développement, la production et le stockage des armes biologiques et des toxines, depuis cette date, au sein des cercles militaires et d'experts en sécurité taiwanais nombreux sont ceux qui ne doutent pas de l'existence de programmes de guerre biologique en Chine. Depuis 2000, la menace liée aux programmes militaires chinois de construction d'armes biologiques a ainsi été évoquée publiquement à plusieurs reprises à Taiwan qu'il s'agisse du discours du général Tang Yao-ming (湯曜明) lors d'une conférence organisée par le ministère de la Dé-

---

[81] Stephen COLLIER, Andrew LAKOFF. *Biosecurity Interventions, Global Health and Security in Question*, New York : SSRC-University of Columbia Press, 2013, p. 14.

[82] ZYLBERMAN, *ibid.*, p. 145-149.

fense taiwanais en avril 2000[83], du discours du Président Chen Shuibian marquant le premier anniversaire des attentats du 11 septembre en septembre 2002[84], des prises de positions du directeur du CDC Twu Shiing-jer[85] ou d'entretiens que nous avons eus avec des officiels du CDC taiwanais et du ministère de la Santé, tous présentent les armes biologiques – notamment d'origine chinoises – comme une menace à la sécurité nationale. Or, le fait de posséder une autorité élevée pour se prononcer sur la sécurité de Taiwan ou sur l'impact des maladies infectieuses, ces acteurs ont implicitement entretenu l'existence d'un lien direct entre les maladies infectieuses, qui peuvent servir à la confection d'armes biologiques, et la sécurité de Taiwan.

Cependant, bien que ces discours sur la menace d'une attaque biologique d'origine étatique aient pu bénéficier à Taiwan d'un certain nombre de conditions facilitantes (tensions inter-détroit, légitimité reconnue des acteurs sécurisants, suspicions à l'égard de certains événements épidémiologiques à Taiwan, exemples historiques et régionaux d'utilisation des virus comme armes biologiques contre un État...), il faut reconnaître qu'ils ont été d'une part particulièrement sporadiques entre 2000 et 2008 et qu'ils n'ont pas été suivis de mesures exceptionnelles. En réalité, bien qu'elles l'aient mentionnée, les autorités taiwanaises n'ont pas semblé particulièrement alarmées par la menace militaire biologique d'origine chinoise. En effet, les officiels taiwanais de la défense craignaient plutôt une attaque conventionnelle chinoise utilisant notamment des missiles et des armes nucléaires[86]. Pour reprendre ici les termes d'Ole Waever et de Barry Buzan, ce phénomène semblerait plus s'apparenter à un mouvement sécurisant plutôt qu'à une sécurisation.

---

[83] « Defense chief renounces the use of NBC weapons », *Taipei Times*, 13 avril 2000, p. 4.

[84] GOVERNMENT INFORMATION OFFICE, TAIWAN. *Taiwan's Goodwill Furthering Human rights and Peace, Remarks on the Eve of the Anniversary of the September 11 Attacks*, septembre 10, 2002.

[85] TWU Shiing-jer. *Huibie baise kongbu, miandui shengwu kongbu* [Dire au revoir à la terreur blanche, répondre au bioterrorisme], *Xin taiwan*, [*New Taiwan*], 29 mars 2002.

[86] Eric CRODDY. « China's Role in the Chemical and Biological Disarmament Regimes », *The Nonproliferation Review*, Printemps 2002, p. 39.

Le lien entre maladies transmissibles et sécurité nationale à Taiwan fut également nourri par un certain nombre d'événements et de discours relatifs au bioterrorisme. On pense ici à la découverte le 24 octobre 2001 à bord d'un vol de la compagnie *China Airlines* au départ de Taipei et à destination de Hong Kong, de trainées d'une poudre blanche alors suspectée d'être un agent biologique, qui se révéla n'être que du lait en poudre[87], ou encore à la décision de la police de Taipei d'analyser une quarantaine de lettres contenant une poudre suspecte envoyées à des institutions et des entreprises étrangères installées dans la capitale taiwanaise[88], qui se révélèrent n'être que l'œuvre de farceurs. Cela étant, la crainte populaire d'une attaque bioterroriste utilisant le courrier comme vecteur de propagation d'un agent pathogène, se poursuivit à Taiwan au moins encore un an après cet incident, puisque le CDC enregistra cent quarante alertes de courriers suspectés de contenir un agent biologique sur cette période[89].

Parmi les principaux producteurs taiwanais de cette menace bioterroriste on trouve le Président Chen Shui-bian qui, le 22 octobre 2001, dans le cadre de la quatrième réunion de haut-niveau sur la sécurité nationale, demanda à toutes les agences du gouvernement concernées d'augmenter leur niveau d'alerte à l'égard de toute forme de bioterrorisme et de prendre les mesures nécessaires pour renforcer la prise de conscience du public[90]. Évoquant la question du bioterrorisme dans le cadre de cette réunion relative à la sécurité nationale, Chen Shui-bian donnait ainsi très tôt à cette question spécifique le statut d'enjeu de sécurité nationale. Le CDC fut également prompt à présenter le bioterrorisme comme une menace existentielle

---

87 « Milk powder brings mid-air scare on China Airlines flight », *Taipei Times*, 24 octobre 2001, p. 3.

88 « Local anthrax threat reaches new heights », *China Post*, 26 octobre 2001.

89 « CDC officials say Taiwan prepared for bioterror attack », *Taipei Times*, 12 septembre 2002, p. 5.

90 OFFICE OF THE PRESIDENT, ROC (TAIWAN). President Chen Presides over the Fourth High-level National Security Meeting Regarding the Sept. 11 Attacks in the US, 22 octobre 2001.

pour la sécurité nationale[91], tout comme des professionnels de la santé ou des experts en sécurité[92].

En ce qui concerne l'origine de cette menace bioterroriste, à la lumière des entretiens que nous avons eus avec un certain nombre d'officiels taiwanais, la piste intérieure semble être privilégiée à celle étrangère, même si le fait que Taiwan soutienne la lutte anti-terroriste américaine ait fait naître des craintes. Ainsi, les actes bioterroristes étaient considérés comme pouvant principalement découler de tensions politiques internes entre l'opposition et le gouvernement, et donc de l'action mal intentionnée de citoyens taiwanais plus ou moins organisés.

Conséquences mais également moteur, de cette construction sociale de la question du bioterrorisme comme enjeu de sécurité, un certain nombre de mesures peu ordinaires ont été mises en œuvre par les autorités taiwanaises afin de répondre à ce qui était considéré comme une menace existentielle. On retiendra ainsi que, suite à l'alerte « bioterroriste » sur le vol *China Airlines* en 2001, le CDC décida de renforcer le nombre d'experts de cette agence postés à l'aéroport international de Taoyuan. Ce dernier passa ainsi de vingt à cent en quelques jours avec des moyens décuplés qui devaient permettre d'être en mesure de répondre immédiatement et efficacement à tout cas suspect de contamination par un agent biologique. On évoquera aussi l'organisation à partir de 2002 par le CDC, en coopération avec le ministère de la Défense, d'exercices de simulation anti-bioterroristes[93]. Ces exercices, grâce à leur visibilité médiatique, le fait qu'ils se déroulent dans les lieux publics en pleine journée, le nom qu'ils portent – « exercices anti-bioterroristes de sécurité totale »[94] –, et la mobilisation financière et humaine qu'ils ont nécessi-

[91] « Nation ready to defend itself from a bioterrorism attack, CDC officials say », *Taipei Times*, 5 septembre 2004, p. 2 ; « Health Defense discussed », *Taipei Times*, 8 décembre 2005, p. 2.

[92] KUO Hsu-sung, CHUANG Ren-yang. « Perspective on bioterrorism and public health informatics and Taiwan's role », septembre 2002, p. 1-2, disponible sur : « http://www.ym.edu.tw/~chuang/bioterrorism-kuo-final.pdf ».

[93] TAIWAN CDC, *CDC Annual Report 2005*, Taipei, octobre 2005, p. 36.

[94] SUNG Yen-jen. « Infectious Disease : Prevention Strategies & Emergency Response Procedures », présentation faite lors de la « Conférence internationale sur la

tée, permirent d'entretenir l'impression d'une certaine imminence de la menace bioterroriste à Taiwan et de renforcer la construction de cette question comme un enjeu de sécurité. Enfin, nous mentionnerons le vote d'un budget de 5,6 milliards de NT$ (124 millions d'euros) sur proposition du CDC taiwanais, pour le financement de la formation de ses employés au bioterrorisme, pour l'achat de vaccins et d'antibiotiques, mais également pour la construction d'infrastructures médicales spécialisées. Dans ce contexte, il semble possible de dire qu'à partir de 2001, la question du bioterrorisme a connu à Taiwan une véritable sécurisation.

Mise à l'agenda sécuritaire des maladies transmissibles

L'explosion du SRAS sur l'île, la crainte de l'entrée de la grippe aviaire à Taiwan à partir de 2003 et le mouvement mondial de sécurisation des maladies infectieuses dont nous parlions précédemment, ont joué un rôle prépondérant dans la construction sur la scène taiwanaise des discours présentant l'émergence et la réémergence des maladies infectieuses comme une menace et un enjeu de sécurité, notamment de sécurité nationale.

Le président Chen Shui-bian fut le premier à avoir publiquement mis l'émergence des maladies infectieuses à l'agenda sécuritaire. Début avril 2003, lors d'une conférence sur la sécurité coopérative en Asie-Pacifique organisée à Taipei, il plaça la question du SRAS au registre des questions de sécurité nationale en déclarant publiquement que ce virus devait être considéré comme « une menace qui nécessitait la même urgence que celle déployée pour la défense de la sécurité nationale »[95]. Avec l'explosion de la seconde vague de SRAS à Taiwan (27 avril 2003), le SRAS obtint officiellement le statut de question de sécurité nationale. En effet, le 1er mai 2003, alors que venait d'être annoncé le premier décès d'une professionnelle de santé taiwanaise, Chen Shui-bian annonça et convoqua une « Réunion de haut-niveau sur la sécurité nationale relative au SRAS » qui réunit l'ensemble des

---

défense anti-bioterroriste », 6 décembre 2005, Taipei. Voir également TAIWAN CDC, *CDC Annual Report 2005*, Taipei, octobre 2005, p. 36.

[95] OFFICE OF THE PRESIDENT, ROC (TAIWAN). « President Chen Attends the Opening Ceremony of the International Seminar on Asia-Pacific Cooperative Security », 4 avril 2003.

ministres et des directeurs d'agences gouvernementales alors jugés compétents pour répondre efficacement à ce défi[96]. Cette initiative présidentielle sans précédent à Taiwan octroya officiellement au SRAS le statut de question de sécurité nationale, engagea l'ensemble du gouvernement dans ce sens et représenta par conséquent une initiative capitale en termes de sécurisation de cette maladie infectieuse à cette époque.

Un certain nombre de mesures exceptionnelles furent alors mises en œuvre dans l'urgence afin de répondre à la menace existentielle que représentait le SRAS à l'égard de la sécurité nationale de Taiwan. Ces différentes mesures sont particulièrement intéressantes dans le sens où de par leur nature et les moyens qu'elles ont mobilisés, elles ont en définitive renforcé l'impression d'un lien étroit entre la question de l'émergence des maladies infectieuses et la sécurité nationale.

On retiendra tout d'abord ici les conférences de presse quotidiennes des officiels taiwanais de la santé tenues à la manière de celles organisées par les forces américaines et britanniques lors de la guerre en Irak, qui se déroulaient par ailleurs quasiment au même moment. Lors de ces interventions télévisées, les mesures prises par le gouvernement taiwanais étaient alors présentées comme faisant partie d'une « guerre contre l'ennemi » (*yichang duikang diren zhanzheng*), expression qui revint maintes fois au sein des discours des officiels et des médias qui couvraient cette crise épidémique vingt-quatre heures sur vingt-quatre.

On retiendra aussi la décision du ministère de la Défense nationale taiwanais de mobiliser en pleine crise du SRAS cent cinquante membres de la police militaire, plus de mille soldats appartenant aux unités militaires de guerre biologique et chimique, et cinquante-cinq véhicules militaires de désinfection, dont les faits et gestes furent suivis en direct par le public grâce aux caméras des médias taiwanais qui s'y intéressaient particulièrement. Le fait que l'armée et le ministère de la Défense nationale, qui traditionnellement sont considérés comme les garants principaux de la sécurité nationale, s'engagent de manière aussi démonstrative dans la lutte contre le

---

96 OFFICE OF THE PRESIDENT, ROC (TAIWAN). « President Chen convenes High-level National Security Meeting on Sars », 1er mai 2003.

SRAS, donna à cette mobilisation un rôle particulièrement important en ce qui concerne le renforcement de l'idée que le SRAS représentait désormais un enjeu de sécurité nationale.

Une dernière mesure exceptionnelle qui fut également prise par le gouvernement taiwanais lors de la crise du SRAS concerne la mise en quarantaine de plusieurs centaines de personnes[97]. Cette mesure gouvernementale peut être considérée comme un moyen extraordinaire puisque, pour reprendre les termes de Buzan et Waever, elle représente une « limitation de droits qui seraient en temps normal considérés comme inviolables »[98] – en l'occurrence, la liberté de circulation des individus dans une démocratie –.

En 2005, on retrouva à Taiwan un phénomène de sécurisation analogue lorsque la grippe aviaire frappa l'Asie-Pacifique et notamment la Chine et le Vietnam. En effet, le 19 août 2005, alors que le Département de la santé sur la base d'une analyse prospective réalisée par le CDC américain avait prévenu que quatorze mille Taiwanais pourraient décéder suite à une explosion du virus H5N1 dans l'île[99], Chen Shui-bian convoqua et présida une nouvelle réunion de haut niveau sur la sécurité nationale s'intéressant cette fois-ci aux mesures à prendre face à une potentielle propagation de la grippe aviaire à Taiwan. Lors de cette réunion, le Président annonça que la grippe aviaire devait être considérée comme une « nouvelle menace à la sécurité nationale »[100]. Le 31 octobre 2005 et le 9 mars 2006 furent respectivement convoquées par le président Chen les deuxième et troisième réunions de haut niveau sur la sécurité nationale concernant la grippe aviaire. Lors de la réunion d'octobre 2005, Chen Shuibian réitéra son propos et déclara qu'il considérait que, si le virus

---

[97] À titre d'exemple, début mai 2003, alors que le corps d'un vieil homme fut retrouvé sans vie dans un appartement du quartier de Wanhua à Taipei, les autorités gouvernementales imposèrent une mise en quarantaine de quatorze jours à 489 puis 775 résidents de ce quartier. Voir : GOVERNEMENTAL INFORMATION OFFICE (GIO). *Victory of the Brave- Recovery from Sars*, Taipei, avril 2005, p. 53-55.

[98] Bary BUZAN, Ole WAEVER, Jaap DE WILDE. *Security : A New Framework for Analysis*, Boulder : Westview Press, 1998, p. 24.

[99] « Epidemic could kill 14.000 : DOH », *Taipei Times*, 19 août 2005, p. 2.

[100] « The authority puts on red alert of a new flu outbreak from January to march next year », *Min Sheng Daily News*, 20 août 2005, p. A1.

venait à se transmettre directement entre humains, ceci poserait une « menace sérieuse à la stabilité et à la sécurité nationale »[101]. La grippe aviaire était donc devenue une question de sécurité nationale aux yeux du président et était présentée comme telle. Ainsi, comme l'expliquait en 2007, Michael Kau Ying-mao, alors qu'il occupait le poste de représentant de Taiwan auprès de l'Union européenne et de la Belgique : « Notre expérience du SRAS il y a quelques années nous a appris comment gérer une urgence majeure de santé publique et nous considérons la grippe aviaire comme une menace à la sécurité nationale »[102].

Parmi les mesures qui furent prises pour répondre à une éventuelle épidémie de grippe aviaire à Taiwan et pouvant être considérées comme exceptionnelles, on retiendra tout d'abord la planification d'un budget de 751 millions d'euros sur quatre ans dans le cadre de la préparation (*preparedness*) contre la grippe aviaire – qui rappelons-le n'était pas présente à Taiwan –. Ce budget fut accepté par le *Legislative Yuan* sans désaccord de la part de l'opposition, qui avait la majorité des sièges. L'argument de l'usage dual d'un tel budget, qui couvrait un grand nombre de maladies infectieuses et permettait simultanément de renforcer la lutte contre le bioterrorisme, joua pour beaucoup dans l'accord unanime des députés taiwanais. Pour apprécier le caractère exceptionnel d'une telle mesure, notons que la même année le ministère de la Santé avait investi sept fois moins dans la prévention et le traitement du cancer, qui est la première cause de mortalité à Taiwan depuis 1982. On notera également que parmi les mesures qui viendront renforcer le lien entre H5N1 et sécurité nationale à l'instar de ce qu'ils avaient fait lors du SRAS, le CDC et le ministère de la Défense organisèrent un certain nombre d'exercices grandeur nature dont le but était d'identifier les faiblesses des infrastructures critiques taiwanaises comme les administrations publiques et hospitalières, l'armée ou encore la police, et d'y répondre.

En ce qui concerne enfin la mise à l'agenda sécuritaire de la question plus générale de l'émergence et de la réémergence des maladies trans-

---

101 « President hosts emergency meeting about avian flu », *Taipei Times*, 1er novembre 2005, p. 2.

102 « Fighting the flu », *The Parliament magazine*, no. 243, 9 avril 2007, p. 11.

missibles, le Dr. Steve Kuo, directeur-général du CDC, expliquait en 2005 que « contrôler efficacement les maladies transmissibles, équivaut à défendre la sécurité nationale »[103]. Si la sécurisation d'une question spécifique ne repose pas uniquement sur l'emploi du terme « sécurité »[104], le CDC a également joué un rôle de premier plan dans la construction d'un lien entre maladies infectieuses et sécurité nationale à Taiwan en adoptant une rhétorique militaire. Ce choix sémantique est particulièrement évident dans les formules comme « le CDC taiwanais se trouve sur la ligne de front de la bataille contre les épidémies »[105], « je suis fier d'avoir combattu et gagné des batailles de santé publique »[106] ou encore la devise du CDC : « La prévention des maladies doit être considérée comme une bataille. Unité, professionnalisme et action sont les clés du succès »[107].

Ces formules récurrentes resserrèrent en définitive implicitement le lien entre maladies transmissibles et sécurité nationale, dans le sens où elles créent l'impression qu'il existe une similitude entre les activités du CDC et celles de l'armée dont la mission est traditionnellement de garantir la sécurité nationale. Simultanément à cette militarisation du discours, le Dr. Steve Kuo proposa également une « militarisation » (*banjunshihua*) de l'organisation du CDC afin d'améliorer l'efficacité de la réponse taiwanaise face aux maladies infectieuses. Il considérait en effet que le fait que la moitié des agents du CDC américain soit des militaires prêts à être dispatchés à tout moment sur un front épidémique augmentait l'efficacité de cette agence[108]. À l'inverse, il constatait que l'ensemble des agents du CDC taiwanais étaient des fonctionnaires qui n'avaient jamais reçu de préparation mentale pour mener ce qu'il appelait une guerre contre les épidé-

---

[103] *Hanwei gongwei de 'gangtie zhanshi'* [L'homme fort protecteur de la santé publique], *Weisheng baodao* [*Health Report*], no. 121, 2005, p. 26.

[104] Bary BUZAN, Ole WAEVER, Jaap DE WILDE. *Security : A New Framework for Analysis,* Boulder: Westview Press, 1998, p.27.

[105] Steve Hsu-sung KUO. Message from the Director-General, *Taiwan CDC Annual Report 2006,* Taipei, juin 2006, p. 5.

[106] *Ibid.*, p. 4.

[107] *Ibid.*

[108] Le Dr. Steve Kuo travailla pour le CDC américain entre l'été 2002 et le printemps 2003.

mies. Selon lui, l'efficacité du CDC taiwanais s'en trouvait affaiblie[109]. Cette constatation n'engendra cependant pas de recrutement massif de militaires pour rejoindre l'équipe du CDC, mais motiva ce centre à développer un mécanisme de coopération durable avec le ministère de la Défense afin de lutter conjointement contre les maladies transmissibles. Furent alors organisés un certain nombre d'exercices de lutte contre les épidémies en coopération avec les unités militaires spécialisées dans ce domaine. Ainsi, dans le cadre de manœuvres de l'armée taiwanaise, les experts militaires et ceux du CDC s'exercèrent ensemble à répondre aux épidémies de pneumonie de cause inconnue sur l'île verte en 2005[110] ou encore à la grippe aviaire dans le district de Pingtung en 2006 et 2007.

À ces exercices, il faut ajouter l'organisation par le CDC et l'armée taiwanaise de formations théoriques communes qui devaient permettre d'établir une base de connaissance, un langage, ainsi que des mécanismes de réponse communs considérés comme indispensables à la mise en place d'une gestion et d'un contrôle efficace des épidémies. Or, en coopérant avec l'armée autour de la question de la lutte contre les maladies infectieuses, le CDC nourrissait une fois de plus l'idée d'un lien étroit entre l'émergence des maladies transmissibles et la sécurité nationale.

À la lumière de ce que nous venons de voir, nous pouvons donc affirmer que depuis 2000 les maladies infectieuses ont connu une mise à l'agenda sécuritaire. S'il faut reconnaître qu'il s'agit souvent de « mouvement sécurisant » pour reprendre les termes de Buzan et Waever, dans le cas du SRAS et de la grippe aviaire, il s'agit bien de phénomène de sécurisation tant cette mise à l'agenda fut suivie de mesures exceptionnelles pouvant être considérées comme exceptionnelles[111]. Ces mesures ont alors renforcé l'idée que la lutte contre les épidémies de maladies infectieuses représentait une question qui

---

[109] *Hanwei gongwei de 'gangtie zhanshi'* [L'homme fort protecteur de la santé publique], *Weisheng baodao* [*Health Report*], no. 121, 2005, p. 26.

[110] TAIWAN CDC. *2006 Annual Report*, Taipei, juin 2006, p. 43.

[111] Vincent ROLLET, « Framing SARS and H5N1 as an Issue of National Security in Taiwan : Process, Motivations and Consequences », *Extrême-Orient Extrême-Occident*, no. 37, 2014, p. 141-170.

ne pouvait être exposée à la gestion normale de la politique (*dépolitisation*) et ont légitimé le gouvernement dans son rôle d'acteur principal. La mise en évidence de ce phénomène de sécurisation des maladies infectieuses à Taiwan est particulièrement importante dans le sens où, comme nous le verrons, à l'instar des dynamiques identitaires, ce processus a pu conditionner, voire motiver, un certain nombre d'initiatives extérieures taiwanaises dans le domaine de la lutte contre les maladies infectieuses.

Partie 2

Politique étrangère taiwanaise et lutte contre les maladies transmissibles
Quels enjeux identitaires et sécuritaires ?

3

La politique étrangère de Taiwan dans le domaine de la santé

Nature, gouvernance et évolution

Le bilatéralisme sanitaire comme principal mode opératoire

Alors qu'en 1959, Taiwan, avec le soutien matériel et financier des États-Unis, faisait ses premiers pas dans l'aide internationale en envoyant une première mission agricole au Vietnam, c'est en 1962, dans le cadre du « Comité de coopération technique République de Chine-Afrique », que la première mission médicale taiwanaise fut envoyée à l'étranger. Celle-ci fut installée en Libye, alors alliée diplomatique de Taiwan, et se composa de médecins militaires dont la responsabilité sur le terrain fut d'aider les professionnels de la santé locaux à améliorer les services hospitaliers de leurs pays. Cette assistance médicale internationale au final assez classique entre Taiwan et la Libye se renforça en 1974 avec l'envoi par le Comité pour la coopération technique internationale (CITC, *haiwai jishu hezuo weiyuanhui* ou *haiwai hui*) affilié au MOFA taiwanais, d'ingénieurs sanitaires dans plusieurs hôpitaux et administrations médicales et sanitaires du pays. Cependant, suite à la rupture des relations diplomatiques entre Taiwan et la Libye en 1978, l'aide médicale et sanitaire en direction de ce pays fut stoppée.

Dans les années 1970, l'autre programme taiwanais d'aide médicale extérieure fut celui initié par le ministère de la Santé en Arabie saoudite alors alliée diplomatique de Taiwan[112]. Dans le cadre de l'accord de coopération sanitaire bilatérale signé avec l'Arabie saoudite, en juin 1975, Taiwan proposait un programme d'assistance médicale qui consista en l'envoi de professionnels de la santé taiwanais, qui s'engageaient à travailler pendant deux ans au sein d'hôpitaux publics fraichement construits[113]. En juillet 1979, la première « équipe médicale République de Chine-Arabie saoudite » (*zhongsha yiliaotuan*) arriva en Arabie saoudite[114]. Soulignons ici que parmi les membres de cette première équipe de deux cent nonante-quatre personnes se trouvaient deux futurs ministres de la santé, à savoir Hou Sheng-mou (侯勝茂) et Lin Fang-yue (林芳郁)[115]. Dans la seconde moitié des années 1980, l'effectif de Taiwanais – professionnels de santé et leur famille – se trouvant en Arabie saoudite dans le cadre de ce programme fut de treize cents. Cependant, le 22 juillet 1990, Taiwan et l'Arabie saoudite rompirent leurs relations diplomatiques et l'ensemble des professionnels de la santé taiwanais et leur famille furent rapatriés le 20 janvier 1991. Ceci signait le glas de ce programme bilatéral d'assistance médicale et sanitaire entre Taiwan et l'Arabie saoudite et la fin du plus important programme d'assistance médicale et sanitaire que Taiwan n'ait jamais mis en œuvre.

Cette aide médicale en direction de l'Arabie saoudite est assez révélatrice des ressources économiques du dragon asiatique qu'était Taiwan dans les années 1980-1990. La croissance économique et le développement de l'île se poursuivant, le gouvernement taiwanais augmenta son aide extérieure à partir de la fin des années 1980. Ainsi, le Fonds de développement pour la coopération économique internationale (IECDF), créé en octobre 1989 et placé sous la supervision

---

[112] DEPARTMENT OF HEALTH, TAIWAN. *Huangmuo xingyi zaoying. Zhongsha yiliaotuan yuanwai shiliao jilu*, [Images of medics in the desert –Records of foreign medical assistance to Saudi Arabia], Taipei, juin 2007, 108 p.

[113] Il s'agissait des hôpitaux de Jizzan, Médine, Al Khobar, Jeddah et Hofuf.

[114] Elle se composait alors de vingt-huit médecins, cent quarante-trois infirmières, cinquante-quatre ingénieurs sanitaires, trente-trois administrateurs hospitaliers et trente-six techniciens et laborantins.

[115] Voir DEPARTMENT OF HEALTH, TAIWAN. *Huangmuo xingyi zaoying. Zhongsha yiliaotuan yuanwai shiliao jilu* [Images of medics in the desert – Records of foreign medical assistance to Saudi Arabia], Taipei, juin 2007, p. 49.

du ministère des Affaires économiques, augmenta progressivement le nombre de ses projets d'assistance économique à l'égard des pays en développement. Cette tendance se vérifiera également dans le domaine de la santé, puisque le CCTI multiplia également ses projets d'assistance médicale et sanitaire à l'étranger. Entre 1990 et 1997 – date à laquelle ce comité disparut – il initia et supervisa quatre nouveaux projets bilatéraux de coopération médicale : au Libéria, en Guinée-Bissau, en République centrafricaine et au Burkina Faso.

Le premier de ces projets se déroula au Libéria entre février 1990 et juin 1992. Il consista en une mission médicale d'une dizaine de professionnels de la santé taiwanais, qui malgré la guerre civile qui avait débuté en 1989, d'une part fournit des soins médicaux ainsi que des médicaments aux patients qui se rendaient dans la clinique où elle était basée, d'autre part, travailla à l'amélioration des conditions sanitaires des hôpitaux et des cliniques du pays en prodiguant un certain nombre de formations dans ce domaine et en apportant également du matériel médical. Quasiment simultanément, alors que depuis le 26 mai 1990, Taiwan et la Guinée-Bissau avaient renoué des liens diplomatiques et s'étaient entendues sur un accord de coopération médicale bilatérale, Taiwan envoya en juin de la même année, une mission médicale de onze médecins dans ce pays dans le but notamment de soutenir le travail administratif et médical de certaines institutions hospitalières, d'ouvrir une salle d'examens par ultra-son au sein de l'hôpital et une clinique dentaire, de prodiguer des soins dans les régions les plus reculées du pays et de former les professionnels de la santé et les responsables administratifs locaux. Cette mission médicale taiwanaise en Guinée-Bissau reçut les félicitations des autorités locales mais également de quelques ambassadeurs étrangers qui motivèrent le CICT – dont l'objectif à cette époque était de rationaliser l'assistance médicale et sanitaire de Taiwan à l'étranger – à faire du mode d'intervention médicale en Guinée-Bissau, un modèle pour la future coopération médicale bilatérale de Taiwan.

À dater de cette époque, la coopération médicale et sanitaire de Taiwan dans un pays étranger reposa tout d'abord sur l'envoi d'une mission médicale qui, une fois installée dans les locaux d'une institution hospitalière, devait déployer son aide selon trois axes d'intervention : le soutien aux soins médicaux au sein de l'hôpital, l'envoi de cliniques mobiles dans les régions reculées du pays et l'organisation de formations médicales et administratives pour le personnel de santé local. À cette première dimension, il fallait ajouter l'envoi dans le pays récipiendaire de matériel médical qui devait permettre à la mission taiwanaise d'agir avec une plus grande efficacité. Cette stratégie qui se concentrait sur l'amélioration à la fois de l'accès aux soins de santé primaires au sein des hôpitaux et dans les régions les plus reculées du pays d'intervention, mais également sur le renforcement des capacités des infrastructures médicales et du personnel de santé qui devaient prodiguer ces soins n'est ici pas sans rappeler les propositions faites dans la « Déclaration d'Alma Ata » (1978).

Ce fut dès lors d'après ce modèle d'intervention que furent organisés les programmes de coopération qui suivirent, à l'instar de la coopération médicale et sanitaire bilatérale de Taiwan en République centrafricaine (novembre 1991-1998) ou au Burkina Faso (à partir de 1994)[116]. En juillet 1997, lorsque le CITC disparut pour laisser place à une nouvelle institution sur laquelle nous reviendrons, Taiwan avait, en trente-cinq ans, installé six missions médicales à l'étranger dont la période d'intervention alla d'un an et demi à plus de six ans en fonction des aléas diplomatiques.

Il faut ici rappeler que ces missions ont été envoyées dans le contexte particulier d'une compétition diplomatique entre la Chine et Taiwan sur la scène internationale qui s'est particulièrement intensifiée après le retrait de Taiwan de l'ONU en 1971 et qui a donné lieu dans les années 1980 et 1990 à un vif débat sur l'aide extérieure taiwanaise[117] au sein duquel s'affrontèrent deux courants principaux. D'un côté se trouvaient ceux qui critiquaient cette aide extérieure. Ils considéraient en effet que fonder de nouvelles relations bilatérales uniquement sur l'aide extérieure ne permettait pas la création de relations substantielles ni même d'intérêts communs avec le pays récipiendaire, que la

[116] TAIWAN ICDF. *Annual report 2002*, décembre 2002, Taipei, p. 156.

[117] CHENG, Tuan-yin. « Foreign Aid in ROC Diplomacy », in : B.-J. LIN, J.T. MYERS dir. *Contemporary China and the Changing International Community*, Columbia : University of South Carolina Press, 1994, p. 179.

plupart des pays récipiendaires ne possédaient pas les capacités politiques suffisantes pour aider efficacement Taiwan à augmenter son niveau de participation sur la scène internationale, que les alliés diplomatiques interagissaient au final peu avec Taiwan et qu'enfin cette aide extérieure ne permettait en rien de changer l'attitude de Pékin. Ils rappelaient ainsi les principales limites et les dangers de la « diplomatie du dollar », c'est-à-dire d'une diplomatie reposant essentiellement sur des dons d'argent aux pays alliés[118]. De l'autre côté, se trouvaient les défenseurs de l'aide extérieure, qui soulignaient son impact positif pour l'établissement de nouvelles relations diplomatiques et rappelaient que la majorité des pays industrialisés avaient fourni une aide extérieure en échange de gains diplomatiques.

Un acteur central : le « Fonds de développement et de coopération international » (ICDF)

Alors que dans les années 1990, l'aide extérieure de Taiwan augmenta et qu'elle se diversifia en proposant non plus seulement des missions techniques (agricole, piscicole et médicale), mais également des programmes d'octroi de prêts aux PED, devant contribuer à leur développement économique ainsi que de soutien financier aux organisations internationales, le gouvernement taiwanais réunit à partir du 1er juillet 1996 l'ensemble de ces programmes au sein du « Fonds de développement et de coopération international » (ICDF, *Guoji hezuo fazhan jijinhui* ou *guo he hui*) placé sous la supervision du ministère des Affaires étrangères. Dès lors, l'ICDF supervisa l'ensemble des missions médicales auparavant sous la responsabilité du CITC et représenta à partir de 1997 un des principaux pourvoyeurs de l'aide médicale et sanitaire prodiguée par Taiwan à l'étranger. Ce fonds reprit donc sous sa responsabilité les missions médicales installées en Guinée-Bissau, en République centrafricaine et au Burkina Faso sans changer leur mode d'intervention hérité du temps du CITC. Et ce jusqu'à la rupture diplomatique entre Taiwan et les deux premiers pays en 1998.

---

[118] Ian TAYLOR. « Taiwan's Foreign Policy and Africa : the limitations of dollar diplomacy », *Journal of Contemporary China*, 2002, vol. 11, no. 30, p. 125-140.

Parallèlement à la supervision de ces missions médicales, l'ICDF profita de l'évolution des relations diplomatiques de Taiwan et de la signature d'accords de coopération bilatérale dans le domaine de la santé pour multiplier ce type d'assistance médicale et sanitaire à l'étranger. Ainsi six jours après que Taiwan et le Tchad aient signé un accord bilatéral de coopération médicale et technique (12 août 1997), l'ICDF envoya une mission médicale de cinq professionnels de la santé à l'hôpital de la Liberté situé à N'Djamena. Le *modus operandi* de cette mission fut alors similaire aux autres missions taiwanaises. Une fois encore, cette mission dut s'arrêter suite à la rupture des liens diplomatiques entre Taiwan et le Tchad le 6 août 2006.

À partir de la seconde moitié des années 1990, deux premières évolutions vont venir caractériser les missions médicales permanentes de Taiwan. L'une étant désormais l'installation de ces missions dans plusieurs institutions hospitalières du pays (ex. Sao Tomé et Principe, 1996) et non plus dans une seule, l'autre la décision de développer des projets de constructions d'institutions hospitalières qui portait l'assistance médicale à un niveau bien supérieur. Ce fut notamment le cas au Malawi où Taiwan investit quatorze millions de US$ afin de construire un hôpital de trois cents lits dans la troisième ville du pays (1998-2000), ainsi qu'au Burkina Faso où Taiwan finança entièrement la construction de l'hôpital de Ouagadougou inauguré en 2010.

Au-delà de l'évolution qu'a connue l'assistance médicale et sanitaire de Taiwan dans le cadre des missions médicales envoyées à l'étranger, l'ICDF a également développé d'autres programmes de coopération dans le domaine de la santé qui ont à leur tour permis de diversifier la nature même de l'assistance médicale extérieure prodiguée par Taiwan à partir de la fin des années 1990. Ainsi en accord avec l'article 7 de sa charte statutaire qui lui donnait la possibilité de prodiguer une assistance humanitaire aux réfugiés ainsi qu'aux victimes des pays ravagés par un désastre naturel, l'ICDF envoya ses premières missions d'assistance médicale d'urgence fin 1998 en Amérique centrale (Salvador, Guatemala, Honduras et Nicaragua) suite aux dégâts provoqués par l'ouragan Mitch. Les années suivantes, à plusieurs reprises, l'ICDF proposa aux gouvernements des pays touchés par des désastres naturels d'apporter une aide médicale d'urgence aux victimes. Cependant, à cause de son étiquette « gouvernementale » et de l'inexistence de liens diplomatiques entre ces pays et Taiwan, l'ICDF dut se résigner à ne pas envoyer d'aide médicale d'urgence. Pour remédier à cet obstacle, l'ICDF, avec l'aide de l'ONG Mercy Corps, établit un « Fonds de réponse à l'urgence » en 2006, qui s'éleva à un million de US$ pour lequel chacun apporta la moitié de la somme. Ce fonds permit à l'ICDF de participer aux efforts d'urgence humanitaire internationale, notamment d'urgence médicale, malgré les obstacles découlant du statut particulier de Taiwan sur la scène internationale. À ce titre, en 2011, Taiwan ICDF et cette ONG américaine prodiguèrent une assistance médicale et alimentaire aux réfugiés libyens fuyant les violences du régime de Kadhafi. Notons par ailleurs qu'ICDF a récemment également développé des programmes de reconstruction sanitaire et médicale post-catastrophes naturelles à l'instar du projet de reconstruction de centres de santé philippins détruits par le typhon Haiyan en 2013.

À partir de 2002, l'ICDF développa un nouveau mode d'assistance médicale et sanitaire : la mission d'assistance médicale communautaire. La première particularité de cette mission est qu'elle est déployée par l'ICDF en coopération avec une association taiwanaise ou étrangère et s'inscrit dans le cadre de la « diplomatie de peuple à peuple » (*minjian diplomacy*). C'est dans ce contexte qu'un certain nombre d'ONG deviendront des acteurs de l'assistance médicale et sanitaire officielle de Taiwan à l'étranger. La seconde particularité est qu'à la différence des missions médicales de l'ICDF, ces missions se déroulent en général dans les pays n'ayant pas établi de liens diplomatiques avec Taiwan. Ainsi, entre 2002 et 2006, l'ICDF coopéra avec la Fondation Taiwan-Tibet pour mettre sur pied à Darjeeling (Inde) un projet de réhabilitation d'un centre médical pour les réfugiés tibétains[119].

Depuis 2002, l'ICDF a mis en place, ce qui fut en réalité considéré comme une « alternative à bas coût aux missions médicales »[120], à

---

[119] Avec un budget qui provient à 70 % du gouvernement, cette Fondation Taiwan-Tibet créée en 2002 s'apparente cependant plus à une GONGOs (*GOvernmental NGO*) qu'à une ONG classique.

[120] TAIWAN ICDF. *Annual Report 2006*, Taipei, juin 2007, p. 45.

savoir des missions médicales non-permanentes qui furent rebaptisées en 2005 : missions médicales mobiles. Inspirées des missions médicales envoyées dans les régions reculées des pays où Taiwan avait installé une mission médicale permanente, ces missions médicales développées en coopération avec les hôpitaux taiwanais de l'Association des cliniques et des hôpitaux et non-gouvernementaux (NHCA, *Taiwan sili yiliao yuansuo xiehui*) prodiguent, en général sur une période n'excédant pas deux semaines, un ensemble de soins de santé primaires ou de soins spécifiques (notamment bucco-dentaires et ophtalmologiques) dans des régions pauvres et reculées de pays qui n'ont pas forcément de liens diplomatiques avec Taiwan. Parmi les derniers pays ayant reçu une telle forme d'assistance médicale on retiendra la Gambie, le Nicaragua, St Kitts et Nevis, la République dominicaine, le Honduras, El Salvador, Belize, le Paraguay, les îles Marshall, Kiribati, Palau, les îles Salomon, Tuvalu, Nauru ou encore l'Indonésie.

Enfin, l'assistance médicale taiwanaise se matérialisa également à partir notamment de 2006 par l'opportunité offerte aux professionnels de la santé étrangers de venir se former à Taiwan dans le cadre d'une part de programmes de formation spécifique organisés par l'Association des cliniques et des hôpitaux privés de Taiwan, ou de Masters et de Doctorat délivrés par des universités taiwanaises (Taipei Medical University, National Yang Ming University, I-Shou University, Kaohsiung Medical University…) et pour lesquels les étudiants étrangers bénéficient de bourses offertes par l'ICDF.

Ainsi depuis la fin des années 1990, l'aide médicale et sanitaire canalisée par l'ICDF s'articule autour de cinq modalités principales : 1) des missions médicales permanentes, 2) des missions d'urgence médicale et humanitaire, 3) des programmes d'assistance médicale communautaire, 4) des missions médicales mobiles, et enfin, 5) des programmes de formation destinés aux professionnels de la santé étrangers. Il s'agit en définitive de programmes assez similaires à ce que peuvent proposer d'autres pays dans le cadre de leur assistance médicale et sanitaire à l'étranger. Cela étant, pour un certain nombre de ces programmes des modalités peu traditionnelles et découlant de la situation singulière de Taiwan sur la scène internationale ont été mis en œuvre à l'instar d'initiatives *ad hoc* notamment dans les pays alliés de Taiwan, qui ont pu parfois engendrer la controverse ou paraître dépourvues de planification. Prenons ici l'exemple, en 2000, du financement par Taiwan des salaires d'une centaine de médecins et d'infirmières appartenant à une équipe médicale venue de Cuba en Gambie, qui nourrit une controverse à Taiwan d'une part parce que Cuba était considéré comme un « pays ennemi » (communiste) et d'autre part parce que le président gambien reprit à son compte ce financement lorsqu'il s'adressa à la population de ce pays et ne mentionna jamais l'aide apportée par Taiwan[121].

Internationalisation du ministère de la Santé

À l'instar d'un nombre croissant d'administrations sanitaires nationales dans divers pays, le ministère de la Santé a progressivement cherché à internationaliser son action[122]. Comme nous l'avons vu précédemment, ses premiers pas dans le domaine de l'assistance extérieure se firent en Arabie saoudite dans la seconde moitié des années 1970. À cette époque, sa « Division de la coopération internationale » (*guoji hezuo zhu*) consacrait alors la majorité de son temps et de son budget à la gestion de ce programme. Simultanément, l'internationalisation du ministère de la Santé fut également perceptible tout au long des années 1990 à travers un certain nombre d'initiatives, qui bien que classiques, permirent à cette institution gouvernementale de développer une certaine expérience internationale. On pense ici à la supervision et au financement de programmes de formation et aux missions d'études à l'étranger (Japon, Afrique du Sud, États-Unis) pour des médecins et infirmières taiwanais, mais aussi aux projets d'échange technique dans le domaine médical avec d'autres pays (Corée du Sud dans le domaine du planning familial par exemple) ou encore l'organisation de conférences internationales et de déplacements à l'étranger du ministre et des responsables de la

[121] Ian TAYLOR. Taiwan's Foreign Policy and Africa : the limitations of dollar diplomacy, *Journal of Contemporary China*, 2002, vol. 11, no. 30, p. 129 et p. 131.

[122] Sur ce point et sur les conséquences de ce phénomène pour les ministères des Affaires étrangères voir : Guillaume DEVIN. « Les diplomaties de la politique étrangère », in : Fréderic CHARILLON dir. *Politique étrangère. Nouveaux regards*, Paris : Presses de Sciences Po, [Coll : Références inédites], 2002, p. 219-222.

santé, ainsi que la venue à Taiwan de hauts responsables étrangers de la santé.

Cependant depuis 2000, le ministère de la Santé a connu trois transformations majeures en ce qui concerne ses activités à l'international.

La première est l'évolution institutionnelle de la gestion des activités internationales. Celle-ci fut marquée par l'envoi à partir de 2002 d'« attachés santé » au sein des bureaux de représentation que possédait Taiwan à Genève, à Lilongwe (Malawi), à Washington et à Bruxelles (2006), par la création de son « Bureau de la coopération internationale » possédant un statut administratif supérieur au bureau qui s'occupait auparavant de la coopération internationale du ministère de la Santé, et enfin par la rationalisation d'un certain nombre d'activités internationales qu'il supervisait jusqu'à présent. À cet égard, au regard de son expérience en Arabie Saoudite, le ministère a progressivement choisi l'option de privilégier la formation médicale et sanitaire des professionnels étrangers de la santé sur place à Taiwan dans le cadre d'échange inter-hospitaliers. Voulant rationaliser ce système de formation qui jusque-là se dispersait entre les différents hôpitaux publics, le ministère de la Santé ouvrit en 2002 un Centre international de formation médicale de Taiwan (TIMTC, *Taiwan guoji yiliao weisheng renyuan xunlian zhongxin*) dont la mission principale est de proposer aux professionnels de la santé étrangers un programme de formation médicale et technique à Taiwan. En ce qui concerne les dons de matériel hospitalier faits par le ministère de la Santé, la dynamique de rationalisation de cette activité internationale se matérialisera par la création en avril 2006 d'une plateforme de collecte et de redistribution aux hôpitaux étrangers, de matériel hospitalier de seconde-main qui porte le nom de « Global Medical Instrument Support and Services » (GMISS, *yiliao qicai yuanzhu pingtai jihua*).

La deuxième transformation majeure que connurent les activités internationales du ministère de la Santé concerne leur essor et leur diversification. Ainsi l'effectif de professionnels étrangers formés avec le soutien du ministère de la Santé a, à cette époque, connu une augmentation de 53 % par rapport à la période précédente. Le nombre de bénéficiaires de son programme de dons de matériel hospitalier depuis 2002 ainsi que le nombre de conférences internationales ont également fortement augmenté et le ministère a multiplié l'organisation de grands rendez-vous internationaux annuels sur la santé à Taiwan à l'instar de la « Taipei International HIV/AIDS Conference » depuis 2000, du « Taiwan International Health Workshop » à partir de 2001[123] ou encore depuis 2004, du « Global Forum for Health Leaders » devenu « Global Health Forum ». On mentionnera également la multiplication d'accords signés avec des institutions médicales étrangères, l'ouverture de Centres de santé de Taiwan (*Taiwan weisheng zhongxin*) chez un certain nombre d'alliés du Pacifique membres de la « Taiwan Pacific Medical Alliance » (TPMA, *Taiwan taipingyang yiliao lianmong*) ou encore la participation aux missions médicales permanentes gérées par l'ICDF à la demande du MOFA. Enfin, il faut souligner que le ministère de la Santé a également depuis lors multiplié ses outils de communication visant l'international avec la traduction systématique en anglais de la plupart de ses rapports annuels (*Taiwan Public Health Report*) ainsi que de ceux publiés par le CDC (*CDC Annual Report*) ou le Bureau de la promotion de la santé (*BHP annual report*), et la publication de revues en anglais (*Taiwan Health Outlook, Health Newsletter Hospital Care in Taiwan, Taiwan Health in the Globe*).

Depuis 2000, le ministère de la Santé a ainsi accéléré son internationalisation grâce à la fois à une restructuration de la gestion de ses activités internationales, à un essor important et à une diversification visibles de ces mêmes activités. Il représente aujourd'hui le second acteur important de la coopération médicale et sanitaire bilatérale de Taiwan.

Une plateforme de coordination : le Taiwan IHA

Si une première tentative de coordination et de coopération des ressources du ministère de la Santé et de celles du ministère des Affaires étrangères fut lancée en 2004 avec la création d'un Centre des opérations de santé internationale de Taiwan (Taiwan IHOC, *Taiwan guoji yiliao yingyun zhongxin*), ce ne sera en réalité qu'en mars

---

[123] DEPARTMENT OF HEALTH, TAIWAN. *2001 Taiwan guoji gonggong weisheng yanxiyin huodong jishe* [2001 Taiwan International Public Health Workshop Report], *Weisheng Baodao* [*Health Newsletter*], 2002, no. 6, vol. 108, p. 19-21.

2006 que ce projet deviendra réalité avec le lancement du « Taiwan International Health Action » (Taiwan IHA ; *Taiwan guoji yiliao xingdong tuansui*)[124]. Depuis lors, le Taiwan IHA est intervenu à l'étranger sous ses propres couleurs notamment dans le cadre d'urgences médicales post-catastrophes. Ce fut le cas en Chine et Birmanie en 2008, mais également plus récemment au Népal en 2015 alors que les secours taiwanais n'avaient pas été acceptés[125]. En ce sens, c'est être considérée comme un acteur officiel à part entière de l'assistance médicale et sanitaire de Taiwan à l'étranger. Taiwan IHA cherche à intervenir sur la plupart des situations de catastrophes naturelles à l'étranger lorsqu'une demande du gouvernement du pays touché est faite à la communauté internationale, comme ce fut le cas aux Philippines en 2006 et aux îles Salomon en avril 2007. Si, depuis sa création, la coordination entre les différents acteurs de cette plateforme semble avoir fonctionné, fut appréciée et permit à Taiwan d'intervenir dans des situations d'urgence pour y prodiguer des soins médicaux, il faut tout d'abord reconnaître que la plateforme Taiwan IHA représente pour le ministère de la Santé un outil stratégique de poids en termes de visibilité sur la scène nationale et internationale. Ensuite, alors qu'elle est présentée comme une plateforme cherchant à coordonner les ressources publiques et privées d'origine taiwanaise dans le but d'intervenir à l'étranger pour le bien de la santé globale, en réalité la coopération entre ces deux secteurs reste extrêmement limitée. Il n'est pas rare en effet que les responsables de Taiwan IHA reconnaissent que le partenariat avec les ONG reste difficile. Plusieurs raisons peuvent expliquer cette situation. Se pose ici tout d'abord le problème pour ces ONG de l'image officielle que Taiwan IHA véhicule alors qu'elles jouent justement de leur indépendance vis-à-vis du gouvernement taiwanais pour agir à l'étranger, notamment dans des pays non-alliés et en Chine. Un certain nombre d'acteurs non-gouvernementaux craignent en effet de perdre leur autonomie dans l'élaboration et la mise en œuvre de leur aide médicale et sanitaire à

---

[124] Vincent ROLLET. « Taiwan International Health Action (TIHA) : une nouvelle plateforme pour la diplomatie sanitaire taiwanaise », *Taiwan Aujourd'hui*, avril 2007, p. 24-28.

[125] « Nepal rejects Taiwanese offer of rescue help, but accepts medical aid », *New York Times*, 27 avril 2015.

l'étranger s'ils viennent à coopérer avec une agence gouvernementale. D'autre part, ils craignent également une instrumentalisation de leurs actions extérieures à des fins politiques qui ne correspondrait pas aux objectifs qu'ils entendent défendre. Sur ce dernier point, dans le cadre de l'élaboration du livre « Passion and Care » publié par Taiwan IHA, plusieurs ONG ont refusé que leurs interventions apparaissent dans ce document et qu'elles soient ainsi considérées comme des « Gongos » (*Government-Organised NGOs*) ou en d'autres termes comme des outils de la « diplomatie civile » de Taiwan.

Une des dernières raisons pouvant expliquer le manque d'enthousiasme des ONG taiwanaises pour rejoindre Taiwan IHA tient au fait que ces acteurs, qui pour certains bénéficient d'une longue expérience, d'une réelle expertise en ce qui concerne l'assistance médicale et sanitaire et interviennent selon des mécanismes éprouvés, n'ont pas toujours vu quelle pouvait être la valeur ajoutée de cette nouvelle plateforme pour leurs actions. D'autant plus que pour répondre aux problèmes de coordination, d'accès aux ressources matérielles et humaines et à la dispersion ou la redondance des efforts, des ONG taiwanaises se sont, depuis 2002, regroupées au sein d'un « Consortium des ONG taiwanaises » dans le but justement d'intervenir à l'étranger dans le domaine de la santé avec plus d'efficacité tout en gardant leur nature non-gouvernementale.

Une participation très limitée au multilatéralisme sanitaire

Dans le domaine de la santé, la RdC possédait le statut de membre de l'OMS depuis la création de celle-ci en 1948, ce qui lui permit notamment de participer aux assemblées mondiales de la santé, aux conférences internationales organisées par l'OMS et d'en accueillir un certain nombre à Taipei. À ce titre, Taiwan en tant que membre de cette organisation internationale accueillit les dixième et dix-huitième sessions du Comité régional de l'OMS pour le Pacifique occidental respectivement en 1959 et 1967. Par ailleurs dans les années 1950-1960 un certain nombre de spécialistes taiwanais de la santé ont également occupé des postes d'experts et de conseillers au sein de l'OMS[126]. La RdC fut également membre du Comité international de Médecine militaire (CIMM) créé en 1921 et reconnu par l'OMS en 1952 comme une « organisation internationale spécialisée dans le domaine médico-militaire », ainsi que membre à partir de 1954, de l'Office international des épizooties (OIE) une organisation intergouvernementale établie en 1924 qui s'occupe principalement de santé animale et parfois de santé humaine dans le cas notamment des zoonoses.

Cependant, comme nous l'évoquions précédemment, le retrait de Taiwan des Nations unies fut également synonyme de son départ de bon nombre d'organisations internationales, en l'occurrence celles engagées dans le domaine de la santé, la première d'entre elles étant l'OMS que Taiwan quitta en 1972 et qu'elle n'a toujours pas rejoint malgré une campagne débutée en 1997 pour l'octroi à Taiwan d'un statut de membre puis d'observateur au sein de cette organisation. Seul réconfort pour Taiwan, depuis 2009, l'OMS invite chaque année Taiwan à participer en tant qu'observateur et sous la nomenclature « Taipei chinois » à l'Assemblée mondiale de la santé (AMS) qui dure deux semaines au mois de mai. Cela étant, la participation aux autres activités de l'OMS reste particulièrement limitée et épisodique, notamment à cause des pressions chinoises.

Aujourd'hui, Taiwan participe donc de manière très restreinte au multilatéralisme sanitaire et ce principalement à travers ses quelques interactions avec l'OMS et dans le cadre de l'AMS, mais également grâce à son statut de membre de l'organisation pour la coopération économique en Asie-Pacifique (APEC) qui a depuis un certain nombre d'années élargi ses domaines de compétences pour inclure la santé. À ce titre, on soulignera que Taiwan fut particulièrement impliquée dans le développement du groupe de travail de l'APEC sur la santé sur lequel nous aurons le loisir de revenir plus précisément et fut également à l'initiative d'un certain nombre de projets APEC de

---

126 Entretien avec le Dr. Léonce Verstuyft, dernier représentant de l'OMS à Taiwan (octobre 1968-décembre 1971), 10 octobre 2008, Bruxelles. Voir Peter CHANG, Vincent ROLLET. « A short snapshot in a history spanned 38 years in between : Interview with Dr. Léonce Verstuyft, the Representative of the WHO in Taiwan from October 1968 to December 1971 », *AFSM/WHO News Quarterly*, juillet-septembre 2009, p. 11.

santé publique à l'instar de conférences internationales sur des sujets comme le renforcement de la gestion hospitalière au sein de l'APEC, le développement de villes mieux adaptées aux personnes âgées au sein de cette la région ou encore les maladies infectieuses.

4

La coopération bilatérale taiwanaise contre les maladies transmissibles

En référence à la typologie de l'aide publique au développement proposée par Olivier Charnoz et Jean-Michel Severino[127], nous distinguerons ici trois modalités principales de la coopération bilatérale de Taiwan dans le domaine des maladies transmissibles : 1) l'aide-projet antiépidémique bilatérale (APAB), 2) l'assistance technique antiépidémique bilatérale (ATAB) et 3) la collaboration scientifique antiépidémique bilatérale (CSAB). Revenons ici sur les dimensions identitaires et sécuritaires à l'œuvre pour chacune de ces modalités.

Dimensions identitaires

L'aide-projet antiépidémique bilatérale (APAB)

L'APAB peut être définie comme une aide inscrite sur le long terme apportée à un pays étranger afin de l'aider à réduire l'incidence d'une maladie infectieuse qui se serait déjà largement propagée au sein de sa population. Jusqu'à présent, seuls deux programmes qui correspondent à cette catégorie ont été mis en œuvre par Taiwan[128]. Il s'agit d'un programme de lutte contre le paludisme sur les îles de Sao Tomé et Principe et d'un projet de lutte contre le VIH/Sida au Malawi. En ce qui concerne les spécificités de cette première modalité, on retiendra tout d'abord que l'acteur principal de l'APAB taiwanaise reste le ministère des Affaires étrangères via le Taiwan ICDF. Il est en effet

[127] Olivier CHARNOZ, Jean Michel SEVERINO. *L'aide publique au développement*, Paris : La Découverte, [Coll. Repères], 2007, p. 12-21.

[128] Notons qu'un troisième programme est sur le point d'être lancé au Swaziland.

l'initiateur, le bailleur et le superviseur de cette aide qui – et ce sera la seconde spécificité de cette APAB – s'adresse uniquement aux alliés diplomatiques de Taiwan. Enfin, l'APAB qui représente en définitive une initiative visant une maladie infectieuse en particulier a toujours été développée en parallèle d'un programme de santé plus holistique mis en place en amont par le gouvernement taiwanais sous la forme par exemple d'une mission médicale permanente.

Tableau 1 : L'aide-projet antiépidémique bilatérale (APAB) de Taiwan depuis 2000

Pays et période	Objectifs	Acteurs taiwanais	Nature
Sao Tomé et Principe (2003-...)	Éradication du paludisme	Taiwan ICDF	- Programme d'élimination des moustiques vecteurs de cette maladie (vaporisation résiduelle intérieure) - Programme de traitement thérapeutique et de suivi des patients touchés par le paludisme
Malawi (2004-2008)	Réduction de la prévalence du VIH/Sida dans le nord du pays	Taiwan ICDF, Hôpital chrétien de Pingtung.	- Délivrance de traitements antirétroviraux - Système d'identification des patients séropositifs - Formation dans le domaine du dépistage du HIV - Projet d'amélioration de la collecte de sang - Délivrance de suppléments nutritionnels aux enfants orphelins du Sida

En ce qui concerne la dimension identitaire de cette première forme de la coopération bilatérale de Taiwan dans le domaine des maladies transmissibles, il existe tout d'abord un lien étroit entre l'APAB et l'identité corporative de Taiwan. Celui-ci se matérialise d'une part par l'influence que peut avoir la reconnaissance de la nature étatique de Taiwan sur la décision des autorités taiwanaises de délivrer une APAB. Il s'agit en réalité d'une « aide liée » dans le sens où celle-ci est octroyée « en échange de ... » et en l'occurrence ici en échange de la reconnaissance de l'identité étatique de Taiwan. Par conséquent, toute rupture diplomatique entraine la fin de cette APAB. Et cette exigence est confirmée par les faits puisqu'en janvier 2008, suite à la rupture des relations diplomatiques entre le Malawi et Taiwan, l'équipe s'occupant du programme de coopération dans le domaine de la lutte contre le VIH/Sida et les membres de la mission médicale taiwanaise reçurent l'ordre de rentrer à Taiwan et d'emporter avec eux l'ensemble des instruments « offerts » à l'hôpital de Mzuzu où ils travaillaient[129]. L'ensemble de l'aide que Taiwan apportait à ce pays fut également stoppée.

Mais le lien resserré entre l'APAB et l'identité corporative s'exprime également à travers le rôle joué par cette aide dans la promotion de la nature étatique de l'identité corporative de Taiwan sur la scène internationale. À ce titre, le projet d'APAB au Malawi possédait parmi ses objectifs principaux celui d'obtenir un ensemble de données épidémiologiques pertinentes et précises qui devaient ensuite permettre la publication « au nom de Taiwan » d'articles médicaux dans des revues médicales internationales de renommée internationale[130]. Cette motivation identitaire se confirma ensuite lors de la publication de ces données notamment à travers la bataille qu'ont livrée les responsables taiwanais de cette APAB pour que la nature étatique de l'identité corporative de Taiwan apparaisse de manière

---

[129] « Taiwan withdraws medics from hospital in Malawi », *Taiwan News*, 25 janvier 2008, p. 4.

[130] CHEN Chih-cheng. « The Love of Africa- Fulfilling a Vow », in : DEPARTMENT OF HEALTH, TAIWAN. Taiwan Public Health Association, *My visions, My actions, My inspirations – Touching stories of International Health from Taiwan –*, Taipei : Department of Health, décembre 2007, p. 11.

évidente dans les articles publiés. On note ainsi que la revue médicale *The Lancet* mentionna « Taiwan » pour désigner le lieu d'où était originaires les différents auteurs de l'article sur le système d'identification des patients séropositifs mis en place par l'équipe taiwanaise au Malawi[131]. À l'inverse, les revues *AIDS* et *Le Bulletin de l'OMS* où furent publiés deux autres articles relatifs à l'APAB de Taiwan au Malawi demandèrent aux auteurs taiwanais d'utiliser respectivement les termes « Taiwan, province de Chine » ou « Taiwan, Chine » pour désigner leur pays d'origine[132] alors que, motivés par le désir de garantir la nature étatique de l'identité corporative de Taiwan sur la scène internationale, les auteurs de ces articles avaient expressément demandé aux comités éditoriaux de ces deux revues d'utiliser le mot « Taiwan ». Notons qu'il s'agissait également pour Taiwan d'empêcher que ce projet au Malawi ne soit considéré par les lecteurs de ces deux revues comme une initiative supervisée par le gouvernement chinois. Cependant, semblant fortement attachés au principe d'une seule Chine, les comités éditoriaux ne dérogèrent pas aux appellations qu'ils avaient proposées et finalement Taiwan apparut dans ces deux articles avec une identité corporative de « province chinoise » sous les dénominations de « Taiwan, province de Chine » et de « Taiwan, Chine ».

Comme nous l'évoquions précédemment, la construction et l'existence de l'identité de rôle de Taiwan de « pourvoyeur émergent d'aide publique au développement » reposent avant tout sur trois aspirations : la volonté de rendre à la communauté internationale ce dont Taiwan avait bénéficié par le passé, l'intention de partager l'expérience de Taiwan au niveau international dans un certain nombre de domaines et enfin, le désir de voir Taiwan agir en accord avec les attentes de la communauté internationale. Partiellement ou

---

[131] YU Kwong-leung, CHEN Chih-cheng and al. « Fingerprint identification of AIDS patients on ART », *The Lancet*, 23 avril 2005, vol. 365, p. 1466.

[132] Joseph Kwong-Leung YU, Salomon Chih-Cheng CHEN. « True outcomes for patients on antiretroviral therapy who are « lost to follow-up » in Malawi », *Bulletin of the WHO*, juillet 2007, vol. 85, no 7, p. 550-554 ; BONG Chin-Nam, Joseph Kwong-Leung YU and al. « Risk factors for early mortality in children on adult fixed-dose combination antiretroviral treatment in a central hospital in Malawi », *AIDS*, 2007, vol. 21, no. 13, p. 1805-1810.

dans leur ensemble, ces aspirations ont, de manière récurrente, motivé la mise en œuvre d'un nombre important d'initiatives antiépidémiques taiwanaises au niveau bilatéral faisant ainsi de cette identité de rôle de Taiwan une dynamique identitaire particulièrement influente.

On notera ainsi que l'APAB a pu être présentée par ses responsables comme une manière de « rembourser la dette » que Taiwan avait à l'égard de la communauté internationale pour l'avoir aidée à lutter contre les maladies infectieuses dans l'île notamment dans les années 1950 et 1960. À ce titre, celle prodiguée à Sao Tomé et Principe pour lutter contre le paludisme repose essentiellement sur l'idée de rendre à la communauté internationale l'aide antipaludique dont Taiwan avait bénéficié plusieurs décennies auparavant. En effet, pour les responsables de Taiwan ICDF, à l'origine de ce projet, la lutte contre le paludisme fait partie des domaines dans lesquels Taiwan devait beaucoup à l'assistance extérieure et le programme d'éradication du paludisme lancé à Taiwan dans les années 1950 représentait avec la réforme agraire, une des initiatives à l'origine du décollage économique de Taiwan, de sa prospérité et de son développement. Pour reprendre les propos tenus par le Dr. Lien Jih-ching (連日清), responsable du projet taiwanais de lutte contre le paludisme à Sao Tomé et Principe :

« Si nous pouvons aujourd'hui fêter les quarante ans de l'éradication du paludisme à Taiwan, c'est aussi parce que nous avons à cette époque largement bénéficié de l'aide extérieure pour éradiquer le paludisme. C'est aujourd'hui en pensant à cette aide que logiquement à notre tour nous aidons d'autres pays à éradiquer le paludisme. C'est un juste retour des choses [...] C'est dans cet esprit que nous aidons actuellement Sao Tomé et Principe et que j'espère nous aurons l'occasion d'aider dans l'avenir d'autres pays à lutter contre cette maladie et à ainsi leur permettre de se développer économiquement »[133].

[133] LIEN Jih-ching. « Malaria Control in the Democratic Republic of Sao Tome and Principe, West Africa », lors de l'*International Scientific Seminar for the 40th Anniversary of Malaria Eradication in Taiwan*, Taipei: Department of Health, Taiwan CDC, 4-5 décembre 2005.

L'APAB représente aussi pour Taiwan un vecteur de partage de son expérience. En effet, les choix techniques et médicaux proposés par Taiwan dans le cadre de sa stratégie de lutte contre le paludisme à Sao Tomé et Principe ou contre le VIH/Sida au Malawi révèlent ce souhait de partager l'« expérience de Taiwan » dans ces domaines respectifs et ceci a profondément façonné la mise en œuvre de l'APAB taiwanaise dans ces deux pays.

À Sao Tomé et Principe, la volonté de partager l'« expérience taiwanaise » dans le cadre de cette coopération bilatérale contre le paludisme se manifesta ainsi de plusieurs manières. Tout d'abord avec la nomination au poste de chef de mission, du Pr. Lien Jih-ching, véritable incarnation de l'expérience taiwanaise dans le domaine de la lutte contre le paludisme, puisque cet entomologiste de quatre-vingts printemps avait travaillé au sein de l'Institut de recherche taiwanais contre le paludisme (TAMRI) dans les années 1950 et faisait donc partie de ces experts à qui Taiwan devait l'éradication du paludisme. Les objectifs fixés par les responsables de cette mission révèlent également ce désir de partager l'expérience taiwanaise. En effet, il était question pour Taiwan « d'assurer une éradication absolue du paludisme » à Sao Tomé et Principe comme cela avait été l'objectif à Taiwan dans les années 1950[134]. Cependant, la promotion de cet objectif à une époque où la majorité des acteurs engagés dans ce combat antiépidémique mondial préféraient parler de programme de « contrôle » du paludisme notamment parce qu'ils considéraient l'éradication comme un but extrêmement difficile à atteindre, montre combien Taiwan s'inspire de la stratégie utilisée dans le passé. Enfin c'est le type de mesures d'éradication du paludisme mises en œuvre par l'équipe taiwanaise à Sao Tomé et Principe qui mettent en évidence ce désir de partager l'expérience taiwanaise. La stratégie proposée à Sao Tomé et Principe fut en effet élaborée par le Dr. Lien à partir de deux principaux enseignements qu'il avait tirés de la campagne de lutte contre le paludisme à Taiwan dans les années 1960[135].

---

[134] « Taiwan helps Sao Tomé eradicate malaria », *Taiwan Review*, 25 février 2005.

[135] LIN Yi-ping. « War against Mosquitoes : Malaria Eradication in Taiwan Revisited », et LIU Shi-yung. « Grafting Modern Public Health Measures in Colonial Taiwan : A Case Study of an Anti-Malaria Program », présentations faites lors de la conférence internationale : « The ideas, organization, and practice of hygiene in

Le premier d'entre eux concerne l'efficacité de la vaporisation d'un insecticide pour contrôler le vecteur du paludisme à savoir le moustique. Le second enseignement tiré de l'expérience taiwanaise concernait l'importance de développer un système efficace de traitement et de suivi thérapeutique des patients de cette maladie ainsi qu'un système de surveillance efficace reposant notamment sur un bon réseau de contrôle et une bonne capacité de diagnostic parmi le personnel de santé local. Or, c'est bien sur ces deux principaux modes d'action que reposa la stratégie proposée par l'équipe taiwanaise au Centre national des endémies de Sao Tomé et Principe. Deux modifications furent cependant apportées. D'une part, le type d'insecticide utilisé pour la vaporisation. Le DDT dangereux insecticide utilisé à Taiwan fut remplacé par un insecticide inoffensif pour l'environnement (alphacypermethrin). D'autre part pour ce qui est du type de médicament prodigué pour le traitement des patients, sur les conseils de l'OMS, l'artémisinine remplaça la chloroquine utilisée par le passé à Taiwan. On notera donc que la distribution de moustiquaires pourtant conseillée par l'OMS, mais qui n'avait cependant pas été une mesure instaurée par Taiwan dans le cadre de sa lutte contre le paludisme, ne faisait pas partie des mesures mises en œuvre par Taiwan à Sao Tomé et Principe.

Soulignons enfin que, dans un premier temps, cette stratégie ne fut pas chaleureusement accueillie par les responsables locaux, les professionnels de la santé et les résidents de Sao Tomé et Principe, qui se souvenaient des conséquences mortelles qu'avait eu le projet de vaporisation du DDT sur le bétail de la population locale au début des années 1980. Quant à l'OMS, elle envoya des experts auprès du gouvernement de Sao Tomé et Principe afin d'exprimer ses inquiétudes en ce qui concerne la vaporisation en premier lieu d'un insecticide et pour lui rappeler qu'il serait responsable en dernier ressort des résultats de la stratégie proposée par Taiwan[136]. Cela étant, Taiwan pour-

Han society from the traditional to the modern periods », 22-24 novembre 2004, Taipei, Taiwan ; LIANG Kuang-chi. « Historical Review of Malaria Control Program in Taiwan », *The Kaohsiung Journal of Medical Sciences*, mai 1991, p. 271-277.

[136] HUNG Tzu-yao. « Sao Tomé Malaria Elimination, Volunteer Medical Service, Cholera and Metal Buttons », in : DEPARTMENT OF HEALTH, TAIWAN, TAIWAN PUBLIC HEALTH ASSOCIATION. *My visions, My actions, My inspirations – Touching*

suivit son programme et est depuis devenu un des acteurs avec le Fonds mondial qui devraient permettre à Sao Tomé et Principe de contrôler le paludisme dans un futur proche.

On retrouve ce transfert d'expérience en ce qui concerne l'APAB au Malawi notamment à travers la priorité donnée à une approche médicale de la lutte contre le VIH/Sida qui fut dès le départ, celle que Taiwan choisit pour faire face au Sida sur l'île. Taiwan devenant ainsi le premier en Asie à fournir un traitement antirétroviral (ARV) entièrement gratuit à l'ensemble des personnes séropositives de nationalité taiwanaise et résidant à Taiwan. Le projet d'informatisation des dossiers des patients séropositifs sous ARV au Malawi et leur suivi informatisé est une seconde mesure prioritaire découlant de l'expérience taiwanaise.

Enfin, toujours dans le cadre du rôle que peut jouer l'identité de rôle de Taiwan sur l'APAB, cette dernière représente une réponse à certaines attentes internationales notamment celles formulées dans le cadre des OMD. Ainsi, Taiwan ICDF expliquait que l'assistance qu'il apportait à Sao Tomé et Principe pour lutter contre le paludisme découlait de sa volonté d'aider à « faire reculer le paludisme et d'autres maladies avant 2015 comme voulu par les Objectifs du Millénaire »[137], quant à l'APAB au Malawi, elle devait soutenir le Malawi afin qu'il « soit capable d'atteindre l'Objectif du Millénaire qui consiste à combattre et réduire le taux de prévalence du VIH/Sida d'ici 2015 »[138].

On le voit donc ici, le fait que l'APAB à Sao Tomé et Principe et au Malawi ait pu être motivée par la volonté des autorités taiwanaises de répondre aux trois aspirations à l'origine de la construction de l'identité de rôle de Taiwan, fait du désir d'entretenir cette identité sur la scène internationale une dynamique majeure de cette première forme bilatérale de la politique étrangère dans le domaine de la lutte contre les maladies transmissibles.

---

stories of International Health from Taiwan –, Taipei : Department of Health, décembre 2007, p. 84.

[137] TAIWAN ICDF. *Annual Report 2005*, juin 2006, Taipei, p. 46.

[138] *Ibid.*, p. 47.

L'influence du désir de renforcer l'identité collective de Taiwan sur la décision des autorités taiwanaises de prodiguer une APAB à Sao Tomé et Principe et au Malawi est également une réalité qui se trouve tout d'abord dans le lien qu'a publiquement mis en avant le ministère des Affaires étrangères taiwanais entre ce type d'aide antiépidémique et la campagne de Taiwan pour sa participation à l'OMS. En effet sur son portail internet, lorsqu'il évoque ce que fait Taiwan pour « stimuler le soutien à sa campagne de participation à l'OMS », il répond que l'envoi à l'étranger d'équipes de spécialistes de la lutte contre les maladies infectieuses – à l'instar de celles missionnées à Sao Tomé et Principe et au Malawi – doit être considéré comme appartenant aux initiatives que Taiwan a mises en œuvre dans le but d'obtenir un soutien à sa campagne pour une participation à l'OMS. En d'autres termes, l'APAB représente un instrument diplomatique ayant pour objectif de persuader certains gouvernements à poursuivre leur soutien à la campagne de Taiwan pour une participation à l'OMS.

Mais, au-delà de ce pouvoir de conviction, l'APAB a également permis à Taiwan de participer aux travaux de l'OMS. En effet, considérant le programme de délivrance des ARV au Malawi comme particulièrement efficace, les autorités sanitaires malawites invitèrent en 2005 le directeur de la mission taiwanaise à participer au Comité national sur le Sida du Malawi en tant que conseiller extérieur. Or grâce à ce statut, le Dr. Chen fut ensuite invité à une dizaine de conférences internationales organisées en Afrique par l'OMS. Il fut par ailleurs également invité à participer en 2007 à l'AMS à la table de la délégation malawite. Il fut ainsi le premier Taiwanais à participer officiellement à l'AMS en tant que conseiller d'un pays étranger. Cette décision eut, sans grand étonnement, le don d'agacer la délégation chinoise, qui exigea du service de sécurité de vérifier la légalité de la présence de cet officiel taiwanais à l'AMS.

Enfin, l'APAB représente aussi un instrument de valorisation collective de Taiwan sur la scène internationale tant il a pu servir à promouvoir son statut de « membre de la communauté sanitaire internationale ». Ainsi tout en défendant son approche dans la lutte contre le paludisme à travers les brochures qui font la promotion de son APAB à Sao Tomé et Principe, Taiwan cherche à inscrire son action dans le cadre de la stratégie mondiale de la lutte contre le paludisme en évoquant le programme de distribution de moustiquaires financé par le Fonds mondial ou en acceptant de parler de « programme de contrôle » et non de « programme d'éradication » du paludisme, alors que dans les faits il s'agit bien de la seconde option qui a été choisie[139]. On voit ici clairement comment Taiwan a essayé de concilier à la fois sa volonté d'entretenir l'identité de rôle de Taiwan sur la scène internationale et son désir de renforcer son identité collective dans le domaine de la santé.

En ce qui concerne l'APAB au Malawi, elle fut souvent présentée par les autorités taiwanaises comme le fruit de la coopération de Taiwan avec un des principaux bailleurs de fonds pour la lutte contre le VIH/Sida à savoir le Fonds Mondial contre le VIH, le paludisme et la tuberculose. Revenait alors souvent l'argument que la délivrance par Taiwan de traitements ARV aux séropositifs avait été rendue possible grâce à la coopération du Fonds mondial dans ce pays[140]. Si ces affirmations ne sont pas en elles-mêmes des contre-vérités, il faut cependant préciser quelle fut en réalité la nature de la relation entre le Fonds mondial et la mission médicale taiwanaise travaillant au Malawi. En 2004, le Fonds mondial octroya un financement au gouvernement du Malawi qui lui permit de lancer son Plan d'amélioration de l'accès aux traitements ARV et d'acheter ces médicaments en dose suffisante. Ces ARV furent alors distribués par la pharmacie centrale du Malawi aux différentes institutions hospitalières du pays[141]. C'est dans ce contexte que la clinique où se trouvait l'équipe médicale taiwanaise reçut l'autorisation de délivrer des ARV aux personnes séropositives. Dès lors, s'il est vrai que les traitements ARV disponibles à la clinique de Mzuzu l'ont indirectement été grâce au soutien du Fonds Mondial au Malawi, il est important de préciser qu'il n'existe pas de programmes de coopération entre ce Fonds et Taiwan pour la délivrance des ARV à Mzuzu. Les propos des officiels peuvent à ce titre être parfois trompeurs, cela étant, motivés par l'idée de nourrir le

---

[139] TAIWAN ICDF. *Taiwan Cares. Sao Tome and Principe. Malaria Control Project*, Taipei, février 2008, 62 p.

[140] PUBLIC TELEVISION SERVICE (PTVS). *Care without borders: at Mzuzu Hospital*, Taiwan, 2006.

[141] Edwin LIBAMBA and al. « Malawi's contribution to '3 by 5': achievements and challenges », *Bulletin of the WHO*, février 2007, vol. 85, no. 2, p. 156-160.

sentiment d'appartenance de Taiwan aux groupes d'acteurs particulièrement engagés dans la lutte contre le VIH/Sida dans les PED. Les responsables de cette APAB ont usé de cette stratégie qui laissait aisément penser à une coopération entre le Fonds mondial et Taiwan au Malawi.

L'assistance technique antiépidémique bilatérale (ATAB)

La seconde forme de la coopération bilatérale de Taiwan dans le domaine de la lutte contre les maladies transmissibles se matérialise sous la forme d'une *assistance technique antiépidémique bilatérale* (ATAB). Il s'agit d'une aide humaine, matérielle et/ou financière apportée à un pays étranger sur une période courte et déterminée, dont l'objectif principal est d'aider les autorités de ce pays à répondre à une épidémie ou à une situation propice au développement d'une telle situation sur son territoire. Cette aide peut être prodiguée dans le cadre de l'urgence humanitaire et sanitaire mais également en dehors. En général, en ce qui concerne Taiwan, cette seconde modalité se matérialise par l'envoi à l'étranger de capacités antiépidémiques humaines et matérielles, le don de matériel antiépidémique avec ou sans envoi d'une équipe d'assistance sur place, ou encore par l'assistance à la formation d'agents de la santé étrangers au contrôle et à la prévention des maladies transmissibles.

Ainsi dans le cadre de cette ATAB, Taiwan envoya des équipes médicales au Kenya en 2006 et en 2010 afin d'y soutenir la lutte contre une épidémie de fièvre de la vallée du Rift, au Zimbabwe en 2009 et en Haïti en 2011 pour faire face aux épidémies de choléra, ou encore au Paraguay en 2013 pour aider les autorités sanitaires locales à faire face à une épidémie de fièvre dengue. Par ailleurs, des dons de préservatifs furent faits en direction du Libéria, de Grenade et de Belize en 2000 et 2004 afin d'y soutenir les politiques de prévention contre le VIH/Sida et des médicaments antiviraux (Tamiflu) furent envoyés au Vietnam en 2005 pour répondre à une irruption de grippe aviaire (H5N1). Quant aux formations médicales, elles furent prodiguées soit au sein du Taiwan International Healthcare Center à Taipei, soit par des experts taiwanais envoyés sur place, comme en 2014 au Swaziland, où deux professeurs taiwanais formèrent des professionnels de la santé locaux dans les domaines du VIH/Sida et de la tuberculose.

Les principaux initiateurs de l'ATAB sont d'une part le ministère de la Santé, les hôpitaux qui lui sont affiliés ainsi que le CDC, mais également le ministère des Affaires étrangères, Taiwan ICDF et Taiwan IHA. Par ailleurs, face au défi qu'a longtemps représenté pour Taiwan la mobilisation de capacités humaines et de moyens logistiques nécessaires pour une telle assistance, en 2007, fut créée une unité d'une vingtaine de professionnels de la santé taiwanais spécialisée dans l'assistance antiépidémique extérieure – « GoAct » pour « *Global Outbreak Assistance Corps of Taiwan* » (*Jingwai fangyi dadui* 境外防疫大隊)[142] – permettant de faciliter le recrutement d'experts médicaux dans l'urgence.

Pour ce qui est des pays récipiendaires, l'ATAB concerne les pays considérés par le gouvernement taiwanais comme « pays amis de Taiwan », c'est-à-dire des pays qui ont accepté l'ouverture d'un bureau de représentation taiwanais sur leur territoire, qui entretiennent des liens commerciaux et culturels substantiels avec Taiwan ou encore, qui cherchent à améliorer leurs relations avec Taiwan.

Le lien entre l'ATAB et l'identité corporative de Taiwan est différent de celui que cette dernière entretient avec l'APAB. La distribution géographique de l'ATAB taiwanaise montre en effet que la reconnaissance préalable de l'identité étatique de Taiwan n'est en rien un prérequis pour qu'un pays soit récipiendaire de cette assistance. Il s'agit donc ici d'une « aide non-liée » à cette reconnaissance identitaire. Reste que les interventions d'équipes d'épidémiologistes taiwanais dans des pays non-alliés de Taiwan ont très souvent étaient compliquées par l'absence d'ambassade ou de représentation taiwanaise sur place, dont les services en termes de formalités administratives et de connaissance du terrain facilitent le déploiement rapide de l'assistance. En réalité dans le cas de l'ATAB, la tension entre Pékin et Taipei autour de la nature de l'identité corporative de Taiwan a plutôt joué un rôle dans la décision des pays potentiellement récipiendaires d'une ATAB taiwanaise d'accepter ou non cette assistance. En effet, dans certains cas, des pays alliés de la Chine ont préféré refuser toute aide officielle taiwanaise au titre de l'inexistence de liens diplomatiques avec Taiwan, une excuse fortement nourrie par la

[142] TAIWAN CDC, CDC *Annual Report 2008*, Taipei, août 2008, p. 65-68.

crainte de froisser Pékin et d'écorner leurs relations diplomatiques et commerciales avec la Chine.

Enfin, si l'ATAB n'a jamais servi à convaincre un pays de reconnaître Taiwan, puisque sans être allié un « pays ami de Taiwan » peut tout à fait recevoir ce type d'assistance, l'idée que l'ATAB puisse permettre d'entretenir les relations diplomatiques de Taiwan avec un allié diplomatique est un argument avancé par les autorités taiwanaises[143], qui y voient ainsi une manière de garantir la reconnaissance du statut d'État de Taiwan sur la scène internationale.

En ce qui concerne l'identité de rôle, si on s'intéresse tout d'abord aux interventions antiépidémiques taiwanaises de courte durée, qui ont notamment fait suite au tsunami en Thaïlande et aux inondations en Équateur, le désir de rendre à la communauté internationale l'aide dont a pu bénéficier l'île lors de catastrophes naturelles similaires a eu une influence non négligeable. À ce titre, un événement revient souvent dans les discours des acteurs de cette aide antiépidémique, à savoir le tremblement de terre du 21 septembre 1999 à Taiwan[144]. Ce jour-là, un violent séisme de magnitude 7,6 sur l'échelle de Richter frappa l'île et emporta la vie de 2 400 personnes[145]. Il s'agissait du plus puissant séisme enregistré à Taiwan depuis 1935. À cette époque, Taiwan reçut l'aide d'une vingtaine de pays étrangers, qui mobilisèrent leurs équipes médicales et de secours pour rechercher les victimes du séisme et leur prodiguer des soins[146]. Parmi les professionnels étrangers qui se sont rendus sur place, on compta des spécialistes du contrôle des maladies infectieuses, qui, en coopération

---

[143] GOACT, *Haiti Epidemic Prevention Project*, 2012. Voir « file://C:/Users/wenzao/Downloads/HaitiEpidemicPreventionProject(pdffile).pdf ».

[144] Ce séisme est également aujourd'hui appelé à Taiwan « 921 » (*jiu er yi*), le « 9 » représentant le mois de septembre et le « 21 » évoquant le jour de la catastrophe, ou encore séisme de Chi-Chi du nom du village (District de Nantou) où se trouva l'épicentre.

[145] WANG L.-M., CHIH P.-S. and al. « Phase 921 Earthquake in Taiwan », *Prehospital and Disaster Medicine*, 2000, vol. 15, no. 3, p. s91-s94.

[146] Le Japon et les États-Unis fournissant les effectifs les plus importants, respectivement cent trente-cinq et nonante-deux secouristes. CHIU Wen-ta, SHIH Yan-tang, and al. « A survey of international urban-and-rescue teams following the Ji Ji earthquake », *Disasters*, 2002, no. 26, p. 85-94.

avec les autorités locales, s'étaient donnés pour mission de prévenir, voire de contrôler, une potentielle flambée épidémique de maladies infectieuses connue pour être une des conséquences des séismes[147]. Ce fut pour le CDC taiwanais une première expérience de coopération antiépidémique post-catastrophe naturelle avec des acteurs étrangers sur place.

Dès lors, afin de légitimer l'assistance apportée par Taiwan aux pays victimes du tsunami, Michel Lu Ching-long (呂慶龍), alors porte-parole du ministère des Affaires étrangères, considérait comme « tout à fait logique pour Taiwan qui avait reçu l'aide de plusieurs pays étrangers lors du séisme du 21 septembre 1999 de venir aujourd'hui à son tour en aide aux populations d'Asie du Sud touchées par le tsunami »[148]. Quant à l'intervention taiwanaise en mai 2008 dans la province du Sichuan alors touchée par un tremblement de terre de magnitude 7,2, elle était légitimée par le Président Chen Shui-bian par le fait que « l'aide étrangère a(avait) été la clé du rétablissement rapide de Taiwan après le séisme du 21 septembre 1999 »[149].

Simultanément, l'ATAB prodiguée suite à l'éruption à l'étranger d'une maladie infectieuse est aussi considérée par les autorités taiwanaises comme une manière de rendre à la communauté internationale l'aide dont a pu bénéficier l'île par le passé, cette fois-ci, lorsque celle-ci dut faire face à des événements épidémiques de vaste ampleur. Ainsi le rôle qu'a pu jouer le CDC américain à Taiwan lors de la crise du SRAS revient souvent dans les discours légitimant l'ATAB taiwanaise à l'étranger pour répondre à des situations de flambées épidémiques. De l'avis d'experts du CDC taiwanais, cette assistance fut considérée comme une opportunité d'améliorer la capacité de gestion des épidémies à Taiwan et de prendre à nouveau conscience de l'utilité et de

---

[147] Notamment à cause de la destruction des systèmes d'approvisionnement en eau potable, des services sanitaires et de soins de santé mais également à cause de la concentration ou du déplacement de la population. LAI, Shi-wei, LIU, Chiu-shong, and al. « Post-earthquake illness and disease after Chi-Chi earthquake », *European Journal of Internal Medicine*, 2000, vol. 11, p. 353-354.

[148] « MOFA denies any interference with tsunami aid relief », *Central News Agency*, 10 janvier 2005.

[149] « Taipei offers aid, awaits the go-ahead from Beijing », *Taipei Times*, 14 mai 2008, p. 1.

l'impact de l'assistance antiépidémique extérieure sur l'évolution épidémiologique d'un virus dans un pays qui se bat pour y faire face[150].

Partager l'expérience taiwanaise dans le domaine de la lutte générale contre les maladies infectieuses se présente également comme une dynamique importante pour expliquer l'ATAB. Ainsi, en juillet 2006, le responsable de la mission médicale qui s'était rendue au Tchad pour y apporter une assistance contre le H5N1 déclarait dans la presse locale que « l'expérience taiwanaise pourrait aider les éleveurs tchadiens à faire face à toutes sortes de maladies qui menaceraient leur secteur »[151]. Par ailleurs, en 2007, revenant sur les interventions antiépidémiques de Taiwan au Burkina Faso, au Tchad et au Paraguay, l'ancien ministre de la Santé, Hou Sheng-mou, déclarait quant à lui que « Taiwan est vraiment désireuse de partager avec le reste du monde sa précieuse expérience en ce qui concerne la lutte contre les maladies infectieuses »[152]. Dernière illustration, l'assistance des épidémiologistes taiwanais au Kenya en 2007 fut légitimée par le CDC par l'expérience de Taiwan en termes de contrôle du SRAS qu'il considérait comme similaire à la stratégie de contrôle appliquée à la fièvre de la vallée du Rift[153].

Enfin, l'ATAB a également pu servir à exprimer la volonté taiwanaise de répondre à un certain nombre d'attentes internationales. Ainsi en 2007, le ministre de la Santé, Hou Sheng-mou, considérait l'assistance apportée par Taiwan au Burkina contre la grippe aviaire (H5N1) comme une preuve que « Taiwan (était) dévouée à aider le faible et le pauvre, et ce en accord avec les idéaux des Nations unies et de l'OMS »[154] et le ministère des Affaires étrangères, parlant de cette même ATAB, déclarait que : « le pays remplira ses responsabili-

---

150 Entretien avec plusieurs officiels du CDC taiwanais, ministère de la Santé, Taipei, le 29-30 juillet 2006.

151 « Barrage à la grippe aviaire au Tchad : Taiwan prémunit les aviculteurs », *Le Progrès*,14 juin 2006.

152 « No Gaps, Better Health », *Taiwan Review*, mai 2007, p. 37.

153 Alexander CHOU. « Taiwan doctors leap into the outbreak zone », *Diva International*, Special Issue 2008, p. 26-27.

154 « No Gaps, Better Health », *Taiwan Review*, mai 2007, p. 36.

tés comme membre du village global et continuera à participer aux efforts internationaux de prévention et de contrôle des maladies »[155]. À l'instar de l'APAB, la volonté d'aider les PED à atteindre les OMD est également évoquée par les officiels taiwanais pour légitimer l'ATAB[156].

Le désir d'améliorer l'identité collective de Taiwan est également manifeste à travers l'instrumentalisation qui est faite de l'ATAB afin de promouvoir le statut de « membre de la communauté sanitaire internationale » de Taiwan. C'est tout d'abord à travers les discours que cette instrumentalisation est particulièrement visible. À titre d'illustration, l'ATAB prodiguée par Taiwan suite au tsunami en 2004 fut présentée par Taiwan IHA comme « un exemple concret de la participation de Taiwan à la réponse mondiale contre les conséquences épidémiques d'une catastrophe naturelle »[157]. Quant à l'assistance apportée par Taiwan au Burkina Faso contre le H5N1 en 2006, elle fut considérée par le ministère des Affaires étrangères comme l'illustration que Taiwan « continuerait de participer aux efforts internationaux de prévention et de contrôle des maladies »[158].

L'autre stratégie d'instrumentalisation de l'ATAB à des fins de valorisation collective de Taiwan consista à lier un certain nombre de projets bilatéraux d'assistance technique antiépidémique aux activités de l'OMS. Ainsi lorsqu'en 2000, Taiwan offrit cinq millions de préservatifs au Libéria dans le but de l'aider à lutter contre le VIH/Sida, cette assistance fut présentée par Taiwan comme un soutien aux programmes de prévention du VIH/Sida de l'OMS mis en œuvre à cette époque dans ce pays[159]. De la même manière, le don de vaccins contre la fièvre jaune fait au Sénégal en 2002 fut présenté par le Taiwan ICDF comme une réponse à l'appel au soutien international alors lancé par l'OMS pour venir en aide à la population de ce pays dont la couverture vaccinale

---

[155] « Taiwan Task force to help Burkina Faso », *Taipei Times*, 8 avril 2006, p. 3.

[156] Entretien avec plusieurs officiels du Taiwan IHA, 2 mars 2010.

[157] *Idem.*

[158] « Taiwan Task force to help Burkina Faso », *Taipei Times*, 8 avril 2006, p. 3.

[159] « Taiwan plans to sponsor UN Aids programs », *Taipei Times*, 1er novembre 2000, p. 3.

contre cette maladie infectieuse restait minime[160], tout comme l'assistance antiépidémique prodiguée par Taiwan au Kenya en 2007 qui été présentée comme une réponse à l'appel envoyé par l'OMS, l'UNICEF et le gouvernement kenyan à la communauté internationale[161].

Enfin à l'instar de l'APAB, l'ATAB appartient aux initiatives considérées par le ministère des Affaires étrangères comme ayant permis de renforcer le soutien international en faveur de la participation de Taiwan à l'OMS et sert donc à ce titre à renforcer l'identité collective de Taiwan sur la scène internationale.

Enfin l'ATAB va également servir de vecteur de promotion de l'identité de type de Taiwan dans le domaine de la lutte antiépidémique. Cette dernière dimension identitaire de l'ATAB reste particulièrement visible dans le cadre des formations techniques consacrées au renforcement de la lutte contre les maladies transmissibles proposées par Taiwan aux professionnels de la santé étrangers. Simultanément au rôle qu'elles ont en matière de partage d'expérience, et donc de renforcement de l'identité de rôle de Taiwan, ces formations ont également été guidées par le souhait de promouvoir l'identité de type de Taiwan dans le domaine de la lutte contre les maladies transmissibles. Il s'agit en effet bien souvent pour les responsables taiwanais de ces formations d'en faire un vecteur pour la promotion des succès obtenus par Taiwan notamment face à la dengue, au choléra ou encore à la grippe aviaire.

La collaboration scientifique antiépidémique bilatérale (CSAB)

La troisième forme prise par la coopération bilatérale de Taiwan dans le domaine de la lutte contre les maladies transmissibles est la *collaboration scientifique antiépidémique bilatérale* (CSAB). Cette coopération s'articule autour de programmes communs de recherche scientifique avec le Japon, les États-Unis, le Canada, la Corée du Sud, le Vietnam ou encore Hong Kong et cible des maladies comme la fièvre dengue, la dysenterie bacillaire, la tuberculose et le *staphylococ-*

---

160 TAIWAN ICDF. *Annual Report 2002*, Taipei, avril 2003, p. 165 ; WHO, 2002-Yellow fever in Senegal-Update 4, 1er novembre 2002.

161 TAIWAN IHA. « Taiwan IHA Sends Expert Disease Prevention Mission to Kenya to Control Rift Valley Fever », 19 janvier 2007.

cus aureus résistant à la méticilline (SARM), l'entérovirus ou encore la grippe aviaire (H5N1). Cette collaboration s'est également matérialisée depuis 2004 sous la forme de rencontres scientifiques consacrées aux maladies transmissibles, comme celle entre Taiwan et le Japon, ainsi que par des mécanismes de communication et d'échange d'informations épidémiques notamment avec les États-Unis, le Canada, le Japon, la Corée du Sud et Hong Kong.

En ce qui concerne la dimension identitaire de cette CSAB, la tension autour de la nature étatique de Taiwan ne l'a que très rarement influencée puisque celle-ci repose avant tout sur les intérêts scientifiques communs des partenaires de cette coopération. Cela étant, la CSAB de Taiwan a également été guidée par des motivations identitaires. On pense ici tout particulièrement aux conférences bilatérales organisées chaque année depuis 2004 par le CDC taiwanais et son homologue japonais alternativement au Japon et à Taiwan. En effet, en inscrivant dès le départ cette rencontre annuelle dans le cadre d'une rencontre bilatérale interétatique entre Taiwan et le Japon et en lui donnant le titre de « Symposium bilatéral Taiwan-Japon », les autorités taiwanaises ont ainsi cherché à faire de cette initiative de coopération scientifique un outil de promotion de l'identité étatique de Taiwan.

Il semblerait ensuite que la CSAB soit guidée par le souhait de promouvoir l'identité de rôle de Taiwan. C'est du moins l'impression que l'on a lorsqu'on interroge les responsables des projets de coopération scientifique du CDC taiwanais et du NHRI sur les raisons de cette coopération. En effet, ces derniers mettent en général en avant d'une part l'idée que Taiwan veut désormais partager son expérience scientifique et épidémiologique acquise dans le domaine de la recherche sur les maladies infectieuses et d'autre part, mettre à disposition des pays qui le désireraient ses capacités de recherche. À ce titre, une experte du CDC nous expliquait combien la coopération scientifique bilatérale avec des pays comme le Japon, les États-Unis, le Vietnam représentait pour Taiwan une opportunité de partager son expérience notamment en ce qui concerne le SRAS, la tuberculose, la dengue ou encore le VIH[162].

---

[162] Entretien avec un expert du CDC taiwanais, Taipei, le 6 juin 2007.

En ce qui concerne l'influence d'un désir de renforcer l'identité collective de Taiwan sur la décision de développer ou de participer à des projets de collaboration scientifique antiépidémique, celle-ci est particulièrement perceptible à travers les discours des principaux acteurs taiwanais en charge de la CSAB. En effet ces derniers d'une part soulignent que la coopération scientifique qu'entretient Taiwan avec des pays étrangers représente un vecteur important pour la participation de Taiwan à la recherche mondiale dans le domaine de la santé[163], mais également qu'il s'agit pour Taiwan d'une manière de participer activement à la lutte globale contre les épidémies, bien que l'île n'appartienne pas à l'OMS[164]. En d'autres termes, parallèlement à son intérêt scientifique, ce type de collaboration revêt également une dimension identitaire non négligeable que les responsables taiwanais n'hésitent pas à rappeler.

Enfin la promotion de l'identité de type de Taiwan dans le domaine de la lutte contre les maladies infectieuses via la CSAB est particulièrement évidente dans le cadre des symposiums bilatéraux sur la recherche scientifique dans le domaine des maladies infectieuses organisés conjointement par le CDC taiwanais et NIID. Des responsables du CDC laissent ainsi entendre que cette rencontre scientifique bilatérale représente également une plateforme particulièrement appréciée pour promouvoir les succès atteints par Taiwan dans le domaine de la lutte contre les maladies infectieuses[165]. Notons que les épidémiologistes japonais, lors de leur venue à Taiwan dans le cadre de ces rencontres annuelles, ne manquent pas en général de féliciter officiellement et publiquement les autorités du CDC pour les succès accomplis, ce qui vient renforcer l'identité de type de Taiwan dans ce domaine.

Dimensions sécuritaires

L'APAB ne possède pas de motivations sécuritaires particulières. Le processus de sécurisation des maladies infectieuses tel que nous l'avons décrit dans la partie précédente de ce travail n'a en effet pas joué un rôle majeur dans le lancement de l'APAB de Taiwan mis en

[163] Entretien avec un responsable du CDC taiwanais, Taipei, 8 mars 2013.

[164] Entretien avec une chercheuse du NHRI, Taipei, 15 juin 2013.

[165] Entretien avec un responsable du CDC, Taipei, 8 mars 2013.

œuvre à Sao Tomé et Principe et au Malawi pour aider ce pays à éradiquer le paludisme et le VIH/Sida. En d'autres termes, il n'existe pas, au sein des discours et des rapports officiels, de signes de l'influence d'un désir de satisfaire les exigences de sécurité de Taiwan dans le cadre de la mise en œuvre de l'APAB dans ces deux pays. Une des raisons probables de cette situation est que le paludisme et le VIH/Sida n'ont pas reçu officiellement à cette époque le statut d'enjeu de sécurité nationale par le gouvernement taiwanais, ce qui ne fut pas le cas du SRAS et de la grippe aviaire.

En ce qui concerne l'ATAB, le désir de garantir la sécurité nationale joue un rôle plus important. Comme nous l'évoquions précédemment, le CDC taiwanais a été, à partir de 2005, un fervent défenseur du lien entre sécurité et maladies transmissibles et en a fait un élément central de son discours. Or la création de ce lien a joué un rôle particulièrement important dans la décision d'engager Taiwan dans une assistance technique antiépidémique à l'étranger à partir de 2005. En effet, à cette époque, simultanément à la mise en avant de son discours sécuritaire, le CDC taiwanais commença à réfléchir à la manière la plus efficace de protéger Taiwan contre l'intrusion de virus sur son territoire. Pour cela son directeur-général, le Dr. Kuo, partit de l'observation suivante :

« Lorsque le premier cas de SRAS fut confirmé à Taiwan, le CDC américain envoya une équipe de trente épidémiologistes à Taiwan. Étant donné que le CDC américain n'est ni une institution d'aide extérieure ni une organisation humanitaire, il est clair que ces experts étaient envoyés pour aider Taiwan à stopper l'épidémie et empêcher la propagation du SRAS aux États-Unis. Grâce à cette assistance pour contrôler le SRAS à Taiwan, les États-Unis ont été capables de protéger leurs propres citoyens et ont empêché l'importation de maladies infectieuses sur leur territoire »[166].

Il en conclut alors que cette approche américaine reposant sur les concepts de « prévention des épidémies à l'étranger » et de « combat contre les maladies infectieuses à l'étranger » représentaient « la

[166] Steve H.S. KUO. « Controlling Epidemics from Overseas- A New Concept », *Taiwan Health in the Globe*, septembre 2008, vol. 4, no. 3, p. 8-9.

stratégie de prévention la plus efficace pour empêcher les maladies infectieuses d'entrer sur le territoire de Taiwan »[167].

Il proposa alors de faire du « contrôle des épidémies à l'étranger » un pilier de la politique taiwanaise de prévention des épidémies qui, dans le contexte de sécurisation officielle des maladies infectieuses à Taiwan, devint un instrument de garantie de la sécurité nationale de Taiwan[168]. Pour le CDC, Taiwan devait donc désormais « mener bataille au-delà des frontières (*juezhan jingwai*) afin de garantir la sécurité nationale (*guojia anquan*) »[169]. L'ATAB prodiguée par les équipes du CDC taiwanais en Thaïlande suite au tsunami fut ainsi présentée par le CDC comme le premier exemple de la matérialisation de cette approche sécuritaire de l'ATAB de Taiwan[170]. L'ATAB de Taiwan en direction du Vietnam va également être présentée par le CDC taiwanais comme une autre matérialisation concrète de cette stratégie. Ainsi, lorsque le CDC taiwanais offrit 60 000 doses de Tamiflu au Vietnam, il légitima cette assistance en expliquant qu'« étant donné que Taiwan maintient avec le Vietnam de nombreux échanges civils, aider le Vietnam à combattre cette maladie peut réduire le risque d'éruption de grippe aviaire à Taiwan »[171]. Cette dimension sécuritaire de l'ATAB de Taiwan va également être présente dans les interventions du CDC taiwanais au Burkina Faso, au Tchad et au Paraguay qui vont en réalité servir au CDC de terrain d'essai pour la matérialisation de cette nouvelle stratégie de contrôle des épidémies à partir de l'étranger et pour la création du GoAct avec pour objectif principal de protéger Taiwan des importations de maladies infectieuses sur son territoire[172]. Employant une rhétorique militaire qui, comme nous l'avons vu précédemment, était devenue

[167] *Ibid.*, p. 9.

[168] « Hanwei gongwei de 'gangtie zhanshi' » [L'homme fort protecteur de la santé publique], *Weisheng baodao* [*Health Report*], 2005, no. 121, p. 26.

[169] *Ibid.*

[170] « Global Outbreak Assistance Corps of Taiwan heralds a New Health Era », *Taiwan Health in the Globe*, septembre 2008, vol. 4, no. 3, p. 10-11.

[171] « Taiwan to donate 60 000 doses of Tamiflu to Vietnam », *Thanh Nien News*, 22 juillet 2005.

[172] « Global Outbreak Assistance Corps of Taiwan heralds a New Health Era », *Taiwan Health in the Globe*, septembre 2008, vol. 4, no. 3, p. 10-11.

récurrente dans ses discours à partir de 2005, le CDC taiwanais expliquait ainsi que :

« L'équipe [du GoAct] fait de la prévention des maladies une véritable guerre, et reste toujours prête à combattre auprès des autres pays afin d'empêcher que ces maladies n'envahissent Taiwan »[173].

Un choix sémantique qui vient renforcer l'aspect sécuritaire des activités de ce nouvel acteur taiwanais de la lutte antiépidémique.

Il existe enfin de réelles motivations sécuritaires en amont de la CSAB. En effet étant donné qu'une grande partie des programmes de CSAB est sous la responsabilité du CDC taiwanais, il n'est pas étonnant que cette collaboration possède une dimension sécuritaire. On retiendra en effet qu'un des arguments principaux du CDC est de rappeler que la recherche scientifique et l'échange de connaissance lors de conférences et d'informations épidémiques avec d'autres pays sont tout aussi importants que d'envoyer des équipes d'épidémiologistes à l'étranger pour réduire le risque d'importation de flambée épidémique à Taiwan. Pour cette institution, il ne faudrait pas en effet que par manque de connaissances scientifiques que d'autres possèdent, Taiwan se retrouve incapable d'empêcher une épidémie de se propager à Taiwan, car une telle situation représenterait une grave menace à la sécurité nationale[174].

On conclura donc que la dimension identitaire de la coopération bilatérale taiwanaise dans le domaine de la lutte contre les maladies transmissibles repose tout d'abord sur un réel désir des autorités taiwanaises d'en faire un instrument d'affirmation de l'identité de rôle de Taiwan sur la scène internationale. En effet, la plupart des initiatives mises en œuvre par Taiwan dans le cadre de cette coopération ont été présentées comme et se sont révélées être des réponses concrètes à une, à deux, voire aux trois aspirations à partir desquelles s'est construit cette identité. On note ensuite que cette coopération bilatérale fut également particulièrement motivée par le souhait des autorités taiwanaises de renforcer l'identité collective de Taiwan sur la scène internationale

---

[173] TAIWAN CDC. *CDC Annual Report 2008*, Taipei, août 2008, p. 66.

[174] Entretiens avec plusieurs responsables du CDC taiwanais, Taipei, 21 novembre 2010 et 8 mars 2013.

qui, comme nous l'avons vu, fut à partir des années 1970 fortement amoindrie. Cette coopérative bilatérale a cependant été influencée de manière plus partagée par le désir des autorités taiwanaises de garantir et d'affirmer la nature étatique de l'identité corporative de Taiwan. En effet, si cette dimension identitaire est très forte dans le cadre de l'APAB, elle est bien plus limitée pour ce qui est de l'ATAB et de la CSAB. Il faut enfin reconnaître que l'identité de type de Taiwan dans le domaine de la lutte contre les maladies infectieuses a joué un rôle plutôt restreint et dans le cadre de quelques initiatives uniquement (formations antiépidémiques prodiguées à Taiwan et conférences bilatérales entre Taiwan et le Japon).

Cela étant, en plus de posséder une réelle dimension identitaire, cette coopération bilatérale taiwanaise dans le domaine de la lutte contre les maladies transmissibles a pu également être motivée par des dynamiques sécuritaires, qui prennent en définitive racine dans un processus de sécurisation de certaines maladies transmissibles qui débuta à Taiwan à partir de 2000. C'est notamment le cas de l'ATAB et de la CSAB, qui furent particulièrement motivées par le désir des autorités taiwanaises de satisfaire les exigences de sécurité de Taiwan, et notamment sa sécurité nationale face aux maladies infectieuses.

5

L'engagement multilatéral de Taiwan face aux épidémies

Un engagement significatif au sein de la Coopération économique pour l'Asie-Pacifique (APEC)

Créée en 1989 à l'initiative de l'Australie, l'APEC a pour ambition de développer la coopération économique entre les pays riverains du Pacifique. La mission qui lui fut initialement confiée fut de permettre à l'ensemble de ses membres de discuter de questions relatives aux investissements, au commerce et à l'économie, puis, en 1994, avec la « Déclaration de Bogor », d'établir d'ici 2010 pour les pays industrialisés et 2020 pour les pays en développement, une zone de libre-échange en Asie-Pacifique. L'APEC se compose aujourd'hui de vingt-et-une « économies membres »[175] qui toutes ensemble représentent 40,5 %[176] de la population mondiale, environ 54,2 % du PIB mondial et 43,7 % du commerce mondial. C'est en novembre 1991 que, simultanément à Hong Kong et à la République Populaire de Chine (RPC), Taiwan a rejoint – en tant que membre – l'APEC. Malgré les conditions imposées par Pékin à Taiwan quant à sa participation aux activités de l'APEC[177], Taiwan a jusqu'à présent cherché à bénéficier

---

[175] Ces vingt-et-une économies membres sont : l'Australie, Brunei Darussalam, le Canada, le Chili, la République Populaire de Chine, Hong Kong, l'Indonésie, le Japon, la Corée du Sud, la Malaisie, le Mexique, la Nouvelle Zélande, la Papouasie Nouvelle Guinée, le Pérou, les Philippines, la Russie, Singapour, Taipei Chinois, la Thaïlande, les États-Unis et le Vietnam.

[176] Le portail internet de l'APEC est disponible sur : « http://www.apec.org/apec/about_apec.html ».

[177] Taiwan a dû accepter l'interdiction pour le Président, le Vice-président, le Premier ministre, le ministre des Affaires étrangères ainsi que le ministre-adjoint des Affaires

au maximum de l'espace qui lui été alloué pour participer symboliquement mais également très concrètement au multilatéralisme intergouvernemental de l'APEC, notamment dans le domaine de la santé.

Bien que l'APEC mentionne régulièrement les questions de santé à partir de 1997, c'est véritablement la question du SRAS qui marqua son engagement effectif dans ce domaine et une institutionnalisation de la réponse régionale aux questions de santé.

Depuis, les ministres de la santé de l'APEC se réunissent régulièrement et un certain nombre d'initiatives sanitaires régionales ont été lancées : « Plan d'action de l'APEC contre le SRAS » (2003), Initiative de lutte contre le VIH/Sida au sein de l'APEC (2004), Plan d'action de l'APEC sur la prévention et la réponse face aux pandémies de grippes humaine et aviaire » (2006) ou encore l'Initiative pour une Asie-Pacifique en bonne santé (2014). Depuis 2004, une Task Force *ad hoc* sur la santé (*Health Task Force* ou *HTF*), devenue Groupe de travail sur la santé (*Health Working Group, HWG*), a pour mission principale de s'assurer que les initiatives, stratégies et directives soient traduites concrètement sur le terrain et que les conseils venant du terrain remontent aux officiels de l'APEC. Enfin, considérés comme « une partie vitale »[178] du travail de l'APEC, des projets sanitaires et médicaux sont lancés et se matérialisent jusqu'à présent sous la forme de séminaires, de publications, de programmes de recherche et de toute autre initiative qui visent à « renforcer la croissance économique et la prospérité dans la région »[179].

La participation de Taiwan à la lutte contre les maladies infectieuses au sein de l'APEC débuta dès que cette dernière s'intéressa à cette question en 1997. Depuis lors, on distingue trois principales modalités de cet engagement taiwanais au sein du multilatéralisme antiépi-

---

étrangères d'être présents lors des réunions ministérielles de l'APEC, mais aussi l'obligation de porter au sein de l'APEC le titre de « Taipei chinois » (*Chinese Taipei*) ou encore l'interdiction d'organiser à Taiwan des réunions de haut rang comme les réunions des ministres de l'APEC ou le Sommet annuel de ses représentants.

[178] APEC. *Guidebook on APEC Procedures and Practices,* 2005/SOM3/003, SOM 3, Gyeongju, Corée du Sud, 14 septembre 2005, p. 5.

[179] APEC. *Guidebook on APEC Project,* 6e édition, octobre 2008, p. 4.

démique de l'APEC : la signature des déclarations officielles de l'APEC concernant son engagement dans le domaine de la santé, le soutien durable de Taiwan au Groupe de travail sur la santé, le lancement de et la participation à des projets antiépidémiques multilatéraux au sein de l'APEC.

En effet, depuis le début des années 1990, Taiwan a, sur la scène internationale, fréquemment cherché à obtenir des avancées dans des domaines *a priori* « secondaires » via la signature de traités, de protocoles, de règlements, d'initiatives ou encore de mémorandum[180]. En signant les déclarations des dirigeants et des ministres de l'APEC concernant la santé ou encore en approuvant à l'instar des autres économies membres les plans d'action, les stratégies et les directives de l'APEC dans ce domaine, Taiwan s'inscrit dans le multilatéralisme sanitaire émanant de cette institution régionale.

Si cette première stratégie peut paraître symbolique, notamment en raison du caractère non obligatoire (*non binding*) qu'ont ces déclarations, ces plans et ces directives, elle se trouve en définitive renforcée par une seconde stratégie qu'est le soutien durable de Taiwan au Groupe de travail sur la santé de l'APEC. Ainsi au sein de ce groupe, qui fut par ailleurs créé sur proposition de Taiwan, des États-Unis et de la Thaïlande, Taipei s'est rapidement proposé pour organiser le service administratif et créer un portail internet[181] qui permet aujourd'hui l'échange sécurisé d'informations entre les économies, l'organisation de vidéoconférences ou de réunions à huis-clos et la mise à disposition des plus récentes informations concernant les initiatives de l'APEC dans le domaine de la santé et l'évolution des projets[182].

Enfin, pour participer à ce multilatéralisme antiépidémique au sein de l'APEC, Taiwan s'est également fortement investi dans le lancement et la

---

180 Valérie NIQUET. « La stratégie d'influence de Taiwan auprès de l'Union Européenne », *La Revue Internationale et Stratégique*, hiver 2003-2004, no. 52, p. 129.

181 Clin d'œil au rôle de Taiwan dans la réalisation de ce portail internet, l'en-tête pictural de ce site internet est une photo de la montagne Yushan – ou montagne de Jade – qui est le sommet le plus élevé de Taiwan (3 952 mètres). Voir : « http://www.apechwg.org/ »

182 APEC. *APEC HTF: Terms of Reference*, 2004/HTF/004, Taipei, 26-27 avril 2004, p. 8.

mise en œuvre de « projets santé », notamment dans le domaine de la lutte contre les maladies infectieuses. Ainsi, entre 1998 et 2013, Taiwan a été à l'initiative de dix projets antiépidémiques multilatéraux sur les cinquante-cinq projets proposés sur cette période. En d'autres termes, 18 % des projets antiépidémiques multilatéraux – presque 1/5 – ont été proposés par Taiwan. Par ailleurs, Taiwan a soutenu en tant qu'économie « co-sponsors » vingt-quatre projets multilatéraux concernant la lutte contre les maladies infectieuses sur les cinquante-cinq mis en place sur cette période. Ainsi, au total, entre 1998 et 2013, Taiwan aura initié ou co-sponsorisé trente-quatre des cinquante-cinq projets antiépidémiques multilatéraux (62 %) lancés dans le cadre de l'APEC. Pour se faire une idée de ce que représente le niveau de participation taiwanais, le tableau ci-dessous le compare à celui des autres économies-membres de l'APEC.

Tableau 1 : Participation des économies membres de l'APEC aux projets de lutte contre les maladies transmissibles (1998-2013)

	Pays	Nombre de projets			**Pays**	Nombre de projets
1	**Taiwan**	**34**		10	Hong Kong	9
2	États-Unis	23		11	Malaisie	7
3	Thaïlande	22		12	Pérou	6
4	Canada	21		13	Brunei	5
	Chine	21		14	Russie	3
5	Corée du Sud	18			Japon	3
6	Indonésie	16			Mexique	3
7	Vietnam	14			Nlle Zélande	3
	Singapour	14		15	Chili	1
8	Australie	11			PNG	1
9	Philippines	10				

Au regard de ce tableau, nous conclurons que, comparativement aux autres économies-membres, le niveau de participation de Taiwan aux projets antiépidémiques multilatéraux mis en œuvre dans le cadre de l'APEC depuis 1998 est particulièrement élevé.

En ce qui concerne la nature des projets initiés ou soutenus par Taiwan dans le cadre de l'APEC, on retiendra tout d'abord un engagement prononcé et répété de Taiwan en ce qui concerne la lutte régionale contre la fièvre dengue, qui comme nous l'avons expliqué précédemment, touche chaque année Taiwan. Ensuite, Taiwan a particulièrement soutenu le renforcement de la réponse régionale face à la propagation de la grippe aviaire avec la mise en œuvre de programmes de formation, l'organisation de conférences, le lancement d'études concernant la surveillance, la planification et la préparation régionale et un soutien à l'amélioration des infrastructures vétérinaires. Enfin, le troisième domaine dans lequel Taiwan s'est particulièrement investie concerne le VIH/Sida et notamment l'amélioration de la réponse régionale quant à son impact économique, sociétal et individuel.

Si l'investissement de Taiwan en ce qui concerne la lutte régionale de l'APEC contre les maladies infectieuses est conséquent, il a pu être parfois limité par la tension qui caractérise les relations entre Taiwan et la Chine. Ainsi, on note qu'entre 1998 et 2008, Taiwan s'est interdit de soutenir un projet initié ou sponsorisé par la Chine, même si celui-ci s'intéressait à une de ses priorités (grippe aviaire et dengue). De son côté, la Chine semble avoir adopté une position similaire entre 1998 et 2008, puisque Pékin ne soutint jamais un projet antiépidémique multilatéral proposé ou sponsorisé par Taiwan. En d'autres termes, le soutien dual de la Chine et de Taiwan à un projet antiépidémique multilatéral de l'APEC ne semblait pas réalisable entre 1998 et 2008.

Cette situation s'explique très certainement par d'une part, le refus de la Chine de participer à l'amélioration de la participation de Taiwan aux affaires internationales via l'APEC, et d'autre part, la crainte de Taipei de voir Pékin obtenir une influence de plus en plus importante, notamment dans le domaine de la santé au sein de l'APEC, qui, à terme, pourrait être néfaste à sa marge de manœuvre au sein de cette institution régionale.

Cela étant depuis l'arrivée de Ma Ying-jeou au pouvoir et sa politique de « trêve diplomatique », cette tendance s'est totalement effacée. En effet, parmi les récents projets antiépidémiques de l'APEC on note par exemple qu'un séminaire sur la sécurité alimentaire et la grippe aviaire initié par Pékin en 2011 a été soutenu financièrement par Taipei, tout comme une conférence sur les réponses sanitaires d'urgence organisée par Taiwan en 2013 et soutenue par la Chine.

Enjeux identitaires

Le désir de renforcer l'identité collective de Taiwan de « membre de la communauté sanitaire internationale » a joué un rôle non négligeable dans la décision des autorités taiwanaises d'engager Taiwan dans la lutte contre les maladies infectieuses au sein de l'APEC. L'influence de cette dynamique identitaire est en réalité révélée par la manière avec laquelle les autorités taiwanaises cherchèrent à faire de cet engagement un instrument de valorisation collective de Taiwan dans le domaine notamment de la santé au niveau international. Ainsi cette participation présentée comme une manière de « contourner la situation d'apartheid sanitaire imposée par la Chine à Taiwan »[183] est considérée par ces officiels taiwanais comme importante pour « montrer au reste du monde que Taiwan devait être considérée comme un acteur responsable sur lequel les autres pays pouvaient compter » ou encore comme « un acteur à part entière de la communauté sanitaire internationale engagé à endosser les responsabilités que cela incombe »[184]. Un discours que l'on retrouve de manière récurrente chez bon nombre d'officiels taiwanais en charge de l'APEC.

Ensuite, l'idée de rendre à la communauté internationale ce dont a bénéficié Taiwan par le passé – une composante de l'identité de rôle de Taiwan sur la scène internationale – en aidant à son tour les autres pays qui en auraient besoin reste une raison récurrente fournie par les responsables de la santé pour expliquer l'engagement de Taiwan dans la lutte contre les maladies infectieuses mise en œuvre par

[183] Entretien avec une officielle taiwanaise de la santé, Taipei, 15 juin 2007.

[184] Entretien avec un officiel taiwanais de la santé, Taipei, 3 avril 2006.

l'APEC[185]. Une fois encore, c'est l'expérience de Taiwan qui a servi de « monnaie de remboursement de cette dette » envers les économies-membres de l'APEC. En effet, dans la formulation des projets antiépidémiques qu'elle a initiés depuis 2000, Taiwan dévoile clairement cette volonté d'utiliser le cadre de l'APEC pour partager son expérience dans le domaine de la lutte contre les maladies infectieuses avec des pays étrangers qu'il s'agisse de la grippe aviaire[186] ou de la fièvre dengue[187].

Reste que ce partage d'expérience est également une manière pour Taiwan de faire la promotion de son identité de type sur la scène internationale dans ce domaine à savoir celle de « société capable de contrôler efficacement et durablement, voire d'éradiquer, les maladies infectieuses sur son territoire ». Ainsi lorsque le CDC taiwanais invite les délégations d'économies-membres de l'APEC participant au séminaire de l'APEC sur les pratiques de contrôle de la fièvre dengue à se rendre à Kaohsiung pour apprécier ce que Taipei appelle « le modèle de Kaohsiung » dans le domaine du contrôle de cette maladie, ceci a pour objectif de convaincre ces participants étrangers de la capacité de Taiwan à faire face aux éruptions de maladies infectieuses et donc de promouvoir son identité de type dans ce domaine[188]. De la même manière, lorsque dans le cadre d'un séminaire sur le partenariat public-privé pour la mise en place de normes dans l'industrie avicole et pour le renforcement des infrastructures vétérinaires contre la grippe aviaire hautement pathogène en avril 2007, Taiwan fait une présentation intitulée « La surveillance intense permet de garder Taipei chinois libre de toute infection à la grippe aviaire hautement pathogène »[189], il s'agit également pour Taiwan d'une ma-

---

[185] Entretien avec un officiel taiwanais de la santé, Taipei, 7 avril 2006.

[186] APEC. *APEC HTF: First Workplan for 2004-2005*, 2004/SOMII/015, Senior Officials'Meeting II, Pucon, 2 juin 2004, p. 5.

[187] APEC. *Evaluation Report-Workshop for the Control Practice of Dengue Fever (HTF05-2008A)*, Second HWG Meeting, 12-13 août 2008, Lima, p. 5.

[188] TAIWAN CDC, *APEC member economies gather in Kaohsiung to learn « Kaohsiung Model » for control of dengue fever*, juin 2008.

[189] APEC. *Intensive Surveillance Keeps Chinese Taipei Free from Highly Pathogenic Avian Influenza*, 2007/SOM2/HTF/SEM/007, Public-Private Partnership for Poultry In-

nière de promouvoir au sein de ce forum régional son identité de type dans ce domaine.

Mais la participation de Taiwan à la lutte contre les maladies infectieuses dans le cadre de l'APEC représente également un outil de construction de son identité de rôle sur la scène internationale, dans le sens où ses responsables se sont attachés à inscrire les projets antiépidémiques multilatéraux comme une réponse à certaines normes internationales et en l'occurrence aux OMD[190]. Ainsi, le fait que l'engagement de Taiwan au sein de l'APEC pour la lutte contre les maladies infectieuses ait été motivé à la fois par la volonté de Taiwan de rendre à la communauté internationale l'aide dont elle a bénéficiée par le passé, notamment dans le domaine de la lutte contre les épidémies, comme une occasion de partager son expérience acquise dans ce même domaine, et enfin comme une manière de répondre concrètement à certaines normes internationales, montre combien le souhait des autorités taiwanaises d'affirmer l'identité de rôle de Taiwan sur la scène internationale de « pourvoyeur émergent d'aide publique au développement » est un facteur déterminant de cette forme multilatérale de la politique étrangère de Taiwan dans le domaine de la lutte contre les maladies infectieuses.

Si au sein de l'APEC, l'identité corporative de Taiwan et de l'ensemble des membres de l'APEC reste celle d'« économie » et non d'« État » et que Taiwan porte le nom de « Taipei chinois » (*Chinese Taipei*), ce forum régional reste avant tout interétatique. S'il fallait s'en convaincre, il suffit de mentionner la désormais célèbre photo annuelle des chefs d'État de l'APEC qui affiche clairement l'aspect étatique de ce forum. Or cette nature interétatique de l'APEC a eu une forte influence sur la décision de Taiwan de s'engager de manière particulièrement active dans la lutte contre les maladies infectieuses au sein de ce forum. En effet, cet engouement taiwanais pour mener et soutenir la coopération antiépidémique multilatérale de l'APEC est guidé par le désir des autorités taiwanaises de montrer que Taiwan est capable

---

dustry Standards and Improved Veterinary Infrastructure to Combat Highly Pathogenic Avian Influenza Seminar, 22 avril 2007, Adelaide, Australie.

[190] Entretien avec un officiel taiwanais de la santé, Taipei, 3 avril 2006 ; entretien avec une officielle taiwanaise de la santé, Taipei, 15 juin 2007.

d'agir dans ce domaine de manière autonome – notamment vis-à-vis de la Chine – et surtout comme les autres États de l'APEC. En d'autres termes, densifier sa coopération dans le domaine de la lutte contre les maladies infectieuses au sein de l'APEC, permet à Taiwan de multiplier les occasions d'afficher son statut de membre de l'APEC et ainsi, en écho au caractère interétatique de l'APEC, d'affirmer et de renforcer la nature étatique de son identité corporative au niveau régional.

Enjeux sécuritaires

Le souhait de satisfaire les exigences de sécurité de Taiwan, et notamment sa sécurité nationale, a joué un rôle déterminant dans la décision de Taipei de proposer ou de soutenir un certain nombre d'initiatives antiépidémiques multilatérales au sein de l'APEC. Ainsi Taiwan aurait décidé de lancer et de soutenir dans le cadre de l'APEC un certain nombre de projets de renforcement des capacités de lutte contre les maladies infectieuses comme l'entérovirus, la fièvre dengue, la grippe aviaire ou encore le VIH/Sida au niveau national et régional, dans les domaines de la surveillance, du contrôle ou encore de l'échange d'information dans le but de renforcer la sécurité sanitaire au niveau régional et ainsi réduire la menace qu'une explosion épidémique régionale pourrait faire peser à la fois sur sa sécurité nationale ainsi que sur la santé des citoyens taiwanais[191]. Par ailleurs, le processus de mise à l'agenda sécuritaire d'un certain nombre de maladies infectieuses, telles que la grippe aviaire, le SRAS ou encore la dengue, a joué un rôle non négligeable dans la décision des autorités taiwanaises de faire de son engagement au sein de l'APEC un outil de protection de sa sécurité nationale à travers notamment le renforcement des capacités antiépidémiques des économies-membres considéré par Taipei comme un moyen efficace de protéger la sécurité nationale de Taiwan face aux épidémies[192].

On soulignera enfin que consciente des différents bénéfices en termes notamment de construction identitaire – identités collectives, de rôle et de type – que Taiwan pouvait tirer de sa participation à la

[191] Entretien avec plusieurs officiels taiwanais de la santé, Taipei, 9 avril 2011.

[192] Entretien avec une officielle taiwanaise de la santé, Taipei, 6 juin 2007.

lutte contre les maladies infectieuses au sein de l'APEC, la Chine a décidé ces dernières années de ne plus être absente de la lutte contre les maladies infectieuses menée dans le cadre de l'APEC. On s'aperçoit ainsi que, depuis 2006, Pékin s'est plus souvent engagée à soutenir ou initier des projets antiépidémiques dans le cadre de l'APEC. Parallèlement, on notera également une tendance du côté chinois à privilégier et à promouvoir ces dernières années la lutte multilatérale antiépidémique régionale dans le cadre de l'ASEAN+3 auquel Taiwan n'appartient pas. Dans ce contexte, la diversification des projets de santé publique au sein de l'APEC s'impose dès lors comme une priorité pour Taiwan.

Autres modalités d'engagement multilatéral contre les maladies transmissibles

En dehors de l'APEC, Taiwan a également développé une coopération multilatérale qui s'est déclinée selon trois principales formes : le soutien financier aux programmes de l'ONUSIDA et du Fonds mondial contre le sida, la tuberculose et le paludisme, l'organisation de conférences internationales consacrées aux maladies infectieuses et enfin, la participation de Taiwan à des projets internationaux multilatéraux de recherche scientifique sur le SRAS.

Soutien financier à l'ONUSIDA et au Fonds mondial

À la fin de l'année 2000, Taiwan proposa au Programme des Nations unies sur le VIH/Sida ou ONUSIDA de subventionner ses programmes de prévention du VIH/Sida en Afrique sub-saharienne et notamment au Tchad qui était alors un pays allié de Taiwan. Cependant, à cette époque, les autorités taiwanaises craignaient que l'opposition de la Chine vis-à-vis de cette initiative ne remette en cause sa participation à ce multilatéralisme antiépidémique. Cette crainte n'était pas sans fondement puisqu'en 1998, une organisation taiwanaise pourtant non-gouvernementale, le *Taipei Overseas Peace Service*, réputée pour son travail en Asie du Sud, avait dû stopper sa participation à un programme d'aide dans le domaine de l'éducation lancé par l'UNICEF, suite à l'intervention de Pékin. Pour pallier ce genre d'obstacle, en 1998, le Président Lee Teng-hui décida d'apporter une assistance financière à la campagne mondiale d'éradication de la poliomyélite lancée par l'OMS en 1988 via le *Rotary International* qui était alors l'ONG la plus engagée dans cette campagne. Ainsi dix millions de US$ furent canalisés via cette association en direction de la campagne de l'OMS pour éradiquer la poliomyélite et Pékin n'intervint pas notamment parce qu'au final Taiwan ne figurait pas sur la liste officielle des bailleurs de cette campagne. C'était donc par procuration que Taiwan avait finalement réussi à participer à ce multilatéralisme antiépidémique initié par l'OMS[193]. C'est également cette stratégie que le gouvernement de Chen Shui-bian utilisa pour soutenir les programmes de l'ONUSIDA en Afrique sub-saharienne. En effet, à cette époque, l'ONG Care-France était responsable dans le cadre d'un partenariat avec l'ONUSIDA d'un projet de prévention du VIH/Sida au Tchad. Profitant des bonnes relations qu'entretenait l'ONG taiwanaise Tzu Chi – qui depuis 2000 avait rejoint le comité des ONG du ministère des Affaires étrangères de Taiwan – avec l'ONG Care-France, le ministère des Affaires étrangères proposa à cette ONG étrangère de subventionner son projet au Tchad. Après la signature d'un accord à Taipei entre Care-France et le ministère des Affaires étrangères taiwanais, ce dernier fit donc un don d'un million de US$ qui couvrit un tiers du budget nécessaire à la réalisation du projet[194]. Une stratégie qui illustrait en définitive ce que Taiwan appelait la « diplomatie totale », qui consistait à mobiliser l'ensemble des ressources disponibles aussi bien à Taiwan que sur la scène internationale pour permettre à Taiwan d'agir au sein de la communauté internationale.

Le soutien financier taiwanais au multilatéralisme antiépidémique s'est ensuite également matérialisé en décembre 2002 par un don d'un million de US$ au Fonds mondial en réponse à la suggestion de l'administration Bush qui avait cherché le soutien de Taiwan pour le financement de cette initiative. La proposition avait alors reçu une réaction positive de la part du représentant de Taiwan aux États-Unis, Chen Chien-jen ainsi que du ministre de la Santé, le Dr. Lee

---

[193] ROTARY INTERNATIONAL. « Rotary honors Taiwan President with Polio Eradication Leadership Award », 10 mai 1999.

[194] « Taiwan plans to sponsor UN Aids programs », *Taipei Times*, 1er novembre 2000, p. 3.

Ming-liang[195]. Ce don venait s'ajouter au deux milliards de US$ que ce fonds, créé en avril 2001 et placé sous l'égide de l'ONU, avait réussi à obtenir jusque-là[196], mais resté très limité par rapport au soutien financier de pays dont la puissance économique était similaire à celle de Taiwan ou encore à l'aide apportée par la Chine (deux millions US$). En 2004, en grande partie grâce aux bonnes relations personnelles qu'entretenaient le ministre de la santé taiwanais, Hou Sheng-mou et le secrétaire américain à la santé, Tommy Thompson, Taiwan fit un nouveau don d'un million de US$ au Fonds mondial qui restait très symbolique. Ce fut cependant le dernier pour des raisons que nous évoquerons ultérieurement.

Organisation de conférences internationales consacrées aux maladies infectieuses

Chaque année depuis 1998, se réunissent en Autriche, dans le cadre du Forum européen de Gastein sur la santé (*European Health Forum Gastein*, EHFG), des responsables politiques nationaux et internationaux de la santé, des représentants de la société civile, des experts médicaux ainsi que des acteurs du secteur privé pour discuter de l'évolution des politiques de santé en Europe. Taiwan participe à ce forum depuis sa création et y envoie ses plus hauts responsables de la santé à savoir son ministre de la Santé ou un de ses ministres-adjoints dans le but d'y faire une présentation orale sur un sujet en rapport avec les thèmes annuels du forum[197]. Dans ce contexte, d'excellentes relations professionnelles se sont tissées entre le Département de la santé de Taiwan et les organisateurs de ce forum, et Taiwan a pu organiser à deux reprises avec le soutien de différentes institutions nationales de santé publique et en partenariat avec des institutions européennes, un atelier de travail consacré à la lutte contre les maladies infectieuses dans le cadre de cette rencontre internationale. Le

---

[195] TAIPEI ECONOMIC AND CULTURAL REPRESENTATIVE OFFICE IN THE US. « Taiwan donates US$ 1 Million to Global HIV/Aids Fund », 9 décembre 2002.

[196] WHO. « Global Fund could spend US$ 616 million over two years », *Buletin of the World Health Organization*, 2002, vol. 80, no. 7, p. 609.

[197] DEPARTMENT OF HEALTH, TAIWAN. « Taiwan as an active participant in the European Health Forum Gastein », *Taiwan Health in the Globe*, novembre 2007, vol. 3, no. 1, p. 11-12.

premier de ces ateliers organisés par le ministère de la Santé taiwanais fut réalisé avec le soutien de l'Agence de protection de la santé (Grande-Bretagne), de l'Inserm (France) et de la Direction-générale de la santé et de la consommation de la Commission européenne (DG Sanco) et prit place lors de la sixième édition de l'EHFG en octobre 2003. Cet atelier fut alors entièrement dédié à la lutte contre le SRAS et les maladies infectieuses réémergences[198]. Le second atelier eut lieu le 5 octobre 2006, lors de la neuvième édition de cette rencontre internationale, et eut pour thème principal : « Faire face à la menace des pandémies modernes »[199]. Il fut également entièrement subventionné par le ministère de la Santé taiwanais et compta parmi ses intervenants de hauts responsables internationaux de la santé comme la directrice du CDC européen, Mme Z. Jakab ou encore le représentant de la Direction-générale en charge de la grippe aviaire à l'OMS, le Dr. D. Heymann.

Participation à des projets internationaux de recherche scientifique sur les maladies infectieuses

Les deux principales illustrations de la coopération scientifique multilatérale de Taiwan dans le domaine de la lutte contre les maladies infectieuses furent les projets *SarsTrans* et *SarsControl* inscrits dans le Programme-cadre VI de recherche de la Commission européenne (*Framework Program 6* /FP 6). Le premier de ces programmes de recherche qui avait pour nom *SarsTrans* (pour *Sars Transmission*) débuta en août 2004 pour se terminer en août 2007. Son objectif était d'étudier et de modéliser la transmission du SRAS afin d'apporter un contrôle plus efficace en cas de nouvelle épidémie de ce virus ou d'agents pathogènes similaires. Sous la coordination de l'Imperial College de Londres, et en coopération avec des institutions médicales hollandaise, hongkongaise, chinoise et française,

---

198 Special Interest Session, « Crisis management and health policy for Sars and Influenza control », in : EUROPEAN HEALTH FORUM GASTEIN (EFGH). *Health & Wealth. Economic and social dimensions of health* 1-4 octobre 2003. Congress Report, 2004, p. 209-225.

199 EUROPEAN HEALTH FORUM GASTEIN (EFGH). « Facing the threat of modern pandemics », in : EUROPEAN HEALTH FORUM GASTEIN (EFGH). *Health sans frontieres. Programme. 9th European Health Forum Gastein. 4-7 octobre 2006*, Gastein, p. 9.

Taiwan, et plus précisément l'Institut national de recherche sur la santé (NHRI), participa à ce projet antiépidémique multilatéral d'une part en prodiguant de multiples données épidémiologiques collectées lors de la propagation du SRAS à Taiwan et d'autre part en soutenant la modélisation informatique de la propagation de ce virus.

Le second projet scientifique auquel Taiwan participa dans le cadre d'un programme de recherche de la Commission européenne reçut le nom de *SarsControl* et débuta en janvier 2005 pour se conclure en janvier 2007. Ce projet avait pour objectif principal de créer un instrument d'analyse de la probabilité de flambées de maladies infectieuses afin de diminuer leur impact potentiel sur la santé, les performances économiques et le public. Pour ce projet multilatéral coordonné par les Pays-Bas et auquel participaient sept pays européens, Hong Kong et la Chine, Taiwan partagea des données collectées lors de la crise du SRAS.

En réalité, l'opportunité donnée à Taiwan de coopérer à ces projets scientifiques doit beaucoup à la volonté de la Commission européenne, et notamment de sa Direction-générale de la recherche, de travailler avec les autorités sanitaires taiwanaises – ainsi que chinoises et hongkongaises – pour la raison évidente que celles-ci possédaient des informations indispensables à la réalisation de tels projets, à savoir des données épidémiologiques précises concernant l'évolution du SRAS sur leurs territoires respectifs. Il faut par ailleurs souligner que malgré le désir de la division des sciences et des technologies de la Représentation de Taipei auprès de l'UE de poursuivre une coopération similaire en ce qui concerne d'autres maladies infectieuses, ces premières collaborations dans ce domaine ne connurent pas de suite.

Dynamiques identitaires et sécuritaires de cette coopération antiépidémique multilatérale taiwanaise

Lorsqu'on s'intéresse aux propos tenus par les autorités taiwanaises quant à la forme coopérative multilatérale de la politique étrangère de Taiwan dans le domaine de la lutte contre les maladies infectieuses en dehors de l'APEC, on se rend compte qu'ils servent une fois encore à la valorisation collective de Taiwan sur la scène internationale. À ce titre, évoquons ici les propos publiés sur le site internet de la Représentation de Taipei à Washington lorsque Taiwan offrit, en 2002, un million de dollars américains au Fonds mondial contre le sida, la tuberculose et le paludisme :

« En œuvrant via le Fonds mondial, Taiwan rejoindra les autres pays dans l'effort de lutte contre les épidémies majeures telles que le Sida. Ce don est une réponse à un appel de dons du Fonds mondial récemment établi par le Secrétaire-général de l'ONU, Kofi Annan et le Président George Bush lors d'une session spéciale des Nations unies en 2001 »[200].

Le fait de mettre en exergue que d'une part grâce à ce don Taiwan rejoignait la communauté des bailleurs du Fonds mondial et que d'autre part cette mesure répondait à un appel de l'ONU, relève assez clairement du désir d'affirmer sur la scène internationale l'identité collective de Taiwan de « membre de la communauté sanitaire internationale ». En ce qui concerne les autres modalités de cette forme coopérative multilatérale de la politique étrangère de Taiwan dans le domaine de la lutte contre les maladies infectieuses, le CDC a vu dans la participation de Taiwan aux projets européens *SarsTrans* et *SarsControl* des opportunités uniques offertes à Taiwan pour contribuer à la lutte mondiale contre les maladies infectieuses[201]. Le ministère des Affaires étrangères considéra le soutien financier de Taiwan à la campagne de l'OMS contre la Polio ou au Fonds mondial comme une manière pour Taiwan de s'affirmer comme un acteur de la communauté internationale[202]. Enfin, l'organisation de conférences internationales consacrées aux maladies infectieuses dans le cadre du Forum de Gastein restait aux yeux du ministère de la Santé une occasion pour Taiwan de se présenter comme un acteur responsable de la communauté internationale dans le domaine de la santé[203].

Le désir de défendre l'identité étatique de Taiwan n'a pas eu la même influence sur l'ensemble des formes que cette coopération antiépidémique multilatérale a pu prendre. Ainsi, il n'a eu aucun rôle dans la

[200] TAIPEI ECONOMIC AND CULTURAL REPRESENTATIVE OFFICE IN THE US. « Taiwan donates US$ 1 Million to Global HIV/Aids Fund », 9 décembre 2002.

[201] Entretien avec une officielle taiwanaise de la santé, Taipei, 6 juin 2007.

[202] Entretien avec un diplomate taiwanais, Taipei, 26 juillet 2006.

[203] Entretien avec un officiel taiwanais de la santé, Taipei, 7 avril 2006.

décision des autorités taiwanaises de participer aux projets *SarsControl* et *SarsTrans*. En effet, lorsqu'on s'intéresse aux pages internet officielles de ces deux projets, on constate que les institutions taiwanaises partenaires de ces projets, à savoir le CDC taiwanais et l'Institut national de recherche sur la santé (NHRI), sont présentées comme originaires de « Taipei, Chine » alors qu'entre 2000 et 2008, les autorités taiwanaises étaient particulièrement sensibles à ce genre de dénominations. Reste que ceci n'a pas empêché Taiwan de participer à ces projets et n'a pas non plus engendré de demandes de rectification de la part du CDC, du NHRI ni même de la Représentation de Taiwan auprès de l'Union européenne. La volonté de renforcer l'identité collective, voire de rôle, a donc été ici plus forte que celle de défendre son identité corporative. De manière similaire, l'aide apportée par Taiwan au programme de l'ONUSIDA au Tchad via l'ONG Care-France n'a pas été particulièrement motivée par le désir des autorités taiwanaises de garantir la nature étatique de l'identité corporative de Taiwan.

Le désir de promouvoir la nature étatique de l'identité corporative de Taiwan semble par contre avoir joué un rôle plus évident dans la décision de Taiwan d'organiser des ateliers internationaux dédiés à la lutte contre les maladies infectieuses dans le cadre du Forum de Gastein. En effet, comme prérequis à sa participation et à son soutien à l'organisation d'un certain nombre d'ateliers, Taipei négocia avec les responsables du Forum d'inviter le ministre taiwanais de la Santé et de considérer la délégation taiwanaise qui l'accompagnait comme appartenant à Taiwan[204] afin de promouvoir la nature étatique de l'identité corporative de Taiwan. L'utilisation de termes comme « ministre de la Santé, Taiwan » ou encore comme « ministère de la Santé, Taiwan » dans les brochures relatives à ces ateliers, va dans ce sens.

Le désir de promouvoir l'identité étatique de Taiwan est ensuite particulièrement évident dans le cas des dons prodigués par Taiwan au Fonds mondial. Comme nous l'évoquions précédemment, Taiwan a fait, en 2001 et 2004, deux dons d'un million de US$ chacun au Fonds mondial. Toutefois on remarque qu'après 2004, alors que les besoins du Fonds continuaient de dépasser le soutien financier

---

[204] Entretien avec un officiel taiwanais de la santé, Taipei, 7 avril 2006.

qui lui était apporté par ses bailleurs, l'assistance financière de Taiwan ne fut pas renouvelée. Cette décision s'explique en grande partie par le choix immuable du Fonds mondial d'inscrire Taiwan, dans son tableau annuel récapitulant les dons reçus et les promesses de dons, dans la catégorie des « Individus, Groupes et Événements » – au même titre que Kofi Annan ou que l'équipe de football du Real Madrid –. Ceci alors que depuis 2001 le ministère des Affaires étrangères taiwanais lui réclamait d'inscrire Taiwan plutôt dans la catégorie « Pays et bailleurs de fonds gouvernementaux ». Dès lors, malgré le fait que ce ministère était prêt à apporter un financement plus important au Fonds mondial[205], il décida dans ce contexte de négation de l'identité étatique de Taiwan, de ne pas poursuivre son soutien financier mettant ainsi clairement en évidence ce désir de promouvoir l'identité étatique de Taiwan sur la scène internationale à travers ce soutien au Fonds mondial qui, dans ce cas, semble avoir été plus influent que toute autre motivation identitaire et humanitaire.

De son côté, le souhait de promouvoir l'identité de rôle de Taiwan sur la scène internationale a motivé, à de nombreuses reprises, la coopération antiépidémique multilatérale hors-APEC. La première dynamique constitutive de l'identité de rôle de Taiwan sur la scène internationale de « pourvoyeur émergent d'aide publique au développement », à savoir celle qui s'exprime sous la forme d'une volonté de rendre à la communauté internationale ce dont a bénéficié Taiwan par le passé, est également présente au cœur de cette coopération multilatérale. En effet, les autorités taiwanaises responsables de cette dernière rappellent de manière récurrente combien l'aide d'agences onusiennes en cas d'épidémies des maladies infectieuses a, par le passé, permis à Taiwan d'apporter une réponse adéquate et efficace[206]. L'idée de partager l'expérience de Taiwan au niveau international, également constitutive de cette identité de rôle, a aussi représenté une motivation importante aux yeux des autorités taiwanaises pour, notamment, accepter de participer au programme de recherche sur le SRAS mis en place sous l'égide de la Commission européenne,

---

[205] Entretien avec un officiel taiwanais de la santé, Taipei, 7 avril 2006.

[206] Entretien avec un officiel taiwanais de la santé, Taipei, 7 avril 2006 ; entretien avec un diplomate taiwanais, Taipei, 26 juillet 2006.

assister financièrement les programmes de l'ONUSIDA ou encore initier une conférence sur les pandémies lors du Forum de Gastein[207]. On note ainsi que, lors de l'annonce de l'aide multilatérale offerte par Taiwan à l'ONUSIDA via le soutien du projet de prévention du Sida de Care-France, le directeur-général du CDC, Twu Shiing-jer, déclarait que « la prévention du Sida à Taiwan est un succès et nous pouvons apporter notre expérience aux pays qui en ont besoin »[208]. Par ailleurs, lors des deux ateliers dédiés aux maladies infectieuses et organisés dans le cadre du Forum de Gastein, les officiels taiwanais de la santé ont principalement proposé des interventions expliquant quelles étaient d'une part les leçons que Taiwan avaient tirées de l'expérience du SRAS, quelles en avaient été les conséquences en matière de renforcement de ses capacités antiépidémiques et enfin en quoi cela avait permis à Taiwan de se protéger jusque-là contre l'arrivée de la grippe aviaire H5N1 sur son territoire[209].

Enfin, la coopération antiépidémique multilatérale de Taiwan hors-APEC a parfois été motivée par le désir de promouvoir son identité de type dans le domaine des maladies infectieuses. À ce titre, les ateliers internationaux organisés par Taiwan dans le cadre du Forum de Gastein, représentent pour les autorités sanitaires une plateforme privilégiée pour rappeler aux Européens que Taiwan avait réussi à contrôler le virus du SRAS malgré quelques problèmes au départ et surtout qu'elle n'était, à cette époque, pas touchée par le virus H5N1. En d'autres termes, cette rencontre internationale représentait, aux yeux des autorités taiwanaises, une occasion de choix pour promouvoir, du moins au niveau européen, l'identité de type de Taiwan dans le domaine de la lutte contre les maladies infectieuses, à savoir celle de « société capable de contrôler efficacement et durablement, voire

---

[207] Entretien avec un officiel taiwanais de la santé, Taipei, 2 mars 2006 ; entretien avec un diplomate taiwanais, Taipei, 26 juillet 2006.

[208] « Taiwan plans to sponsor UN AIDS programs », *Taipei Times*, 1er novembre 2000, p. 3.

[209] DEPARTMENT OF HEALTH, TAIWAN. « Taiwan as an active participant in the European Health Forum Gastein », *Taiwan Health in the Globe*, novembre 2007, vol. 3, no. 1, p. 11-12 ; EUROPEAN HEALTH FORUM GASTEIN (EFGH). « Facing the threat of modern pandemics », in : EUROPEAN HEALTH FORUM GASTEIN (EFGH). *Health sans frontieres. Programme. 9th European Health Forum Gastein. 4-7 october 2006*, Gastein, p. 9.

d'éradiquer, les maladies infectieuses sur son territoire », qui, comme nous l'avons vu, avait été fortement écornée avec la crise du SRAS.

En ce qui concerne l'enjeu sécuritaire à l'œuvre au sein de la coopération antiépidémique multilatérale de Taiwan hors-APEC, il a été particulièrement visible dans le cas du soutien de Taiwan au Fonds mondial en 2002, qui fut notamment influencé par la demande des États-Unis qui cherchaient alors des partenaires prêts à s'engager comme eux à soutenir le Fonds mondial. Or, à cette époque, l'administration américaine légitimait en grande partie son action extérieure dans le domaine de la lutte mondiale contre les maladies infectieuses à l'aide d'un argumentaire qui présentait les maladies infectieuses, et notamment le VIH/Sida, comme une menace à la sécurité nationale et à la sécurité globale. Lorsque les États-Unis ont approché les autorités taiwanaises afin que ces dernières soutiennent le Fonds, l'argument sécuritaire fut utilisé pour convaincre Taiwan d'apporter son soutien financier. Rappelons qu'à cette époque, à Taiwan, le terrain pour ce type d'argument était plutôt propice étant donne la dynamique de mise à l'agenda sécuritaire d'un certain nombre de questions de santé.

Cette motivation sécuritaire a également joué un rôle important en amont de la décision de Taiwan d'organiser dans le cadre du Forum de Gastein un atelier sur le SRAS en 2003 et un sur les pandémies en 2006. En effet, en 2003, lorsque le Bureau de la coopération internationale proposa d'organiser en coopération avec le NHRI le premier atelier mis sur pied par Taiwan dans le cadre de ce forum, l'octroi du statut d'enjeu de sécurité nationale au SRAS, a en réalité, laissé peu d'alternative quant au choix du thème de l'atelier que le ministère de la Santé proposerait aux organisateurs de ce forum[210]. Ceci d'autant plus que parmi les décisions prises lors de la réunion de sécurité nationale consacrée au SRAS, à laquelle participa le ministre de la Santé, on pouvait lire que, dans le domaine de la coopération internationale, « Taiwan devait se connecter au reste du monde pour renforcer

[210] Entretien avec un officiel taiwanais de la santé, Bruxelles, 26 novembre 2007.

sa capacité à protéger la santé publique »[211]. Dans ce contexte, la proposition du ministère de la Santé d'organiser un atelier qui offrirait l'occasion aux plus hauts représentants taiwanais de la santé d'échanger avec leurs homologues européens lors de l'EHFG représentait une opportunité de mettre en œuvre cette décision, dont l'objectif était, vu le contexte dans lequel elle avait été prise, de garantir la sécurité nationale face au SRAS. On retrouve cette dynamique en 2006, pour le second atelier, dont le thème peut également être considéré comme une conséquence directe des réunions de haut niveau sur la sécurité nationale consacrées à la grippe aviaire qui, comme celle relative au SRAS, soulignaient l'importance de coopérer au niveau international afin de renforcer les aptitudes de Taiwan à garantir sa sécurité nationale face à une éventuelle épidémie de H5N1.

On l'a donc vu à travers l'analyse des dynamiques qui ont pu motiver la forme coopérative multilatérale de la politique étrangère de Taiwan dans le domaine de la lutte contre les maladies infectieuses depuis 2000, les identités corporatives, de type, de rôle et collective de Taiwan, ainsi que ses exigences de sécurité, ont toutes eu d'une manière ou d'une autre, l'occasion d'influer cette forme de politique étrangère, qui au final, reste très limitée au regard de l'éventail d'actions multilatérales qui existent aujourd'hui au sein de la gouvernance mondiale de la santé.

---

[211] OFFICE OF THE PRESIDENT, ROC. « President Chen convenes High-level National Security Meeting on Sars », 1er mai 2003.

6

Revendications taiwanaises dans le cadre de la lutte internationale contre les maladies transmissibles

Cette troisième et dernière forme de la politique étrangère mise en œuvre par Taiwan dans le domaine de la lutte contre les maladies infectieuses s'est illustrée depuis 2000 au moins de trois manières. Tout d'abord, à travers la revendication pour une participation aux mécanismes de lutte contre les maladies infectieuses initiés par l'OMS. Puis dans le cadre de la réponse de Taiwan à un certain nombre d'informations épidémiologiques la concernant. Enfin, sous la forme d'une revendication pour l'obtention d'un droit de production de médicaments brevetés en cas d'épidémie sérieuse.

Revendication pour une « participation significative » aux mécanismes antiépidémiques de l'OMS

Si la requête taiwanaise pour obtenir le statut d'observateur à l'AMS – obtenu en 2009 – voire de membre de l'OMS, reste l'aspect le plus médiatique et probablement le plus politique de la campagne de Taiwan à l'égard de l'OMS, il existe une dimension moins étudiée de cette campagne, à savoir la stratégie de « participation significative » (*you yiyi de canyu* ou *meaningful participation*) à l'OMS. Lancée en 2003, celle-ci consiste à prôner une systématisation de la participation de Taiwan aux activités techniques de cette organisation internationale. Parmi les initiatives taiwanaises mises en œuvre dans le cadre de cette stratégie de participation significative à la lutte de l'OMS contre les maladies infectieuses, il faut retenir celles visant à participer au Règlement sanitaire international (RSI), mais aussi au Réseau mondial d'alerte et de réponse en cas d'épidémie (GOARN) ou encore aux conférences de l'OMS consacrées aux maladies infectieuses.

Participation de Taiwan au Règlement sanitaire international (RSI)

Le Règlement sanitaire international (RSI) fut adopté par les États membres de l'OMS en 1951 et représente le premier ensemble de dispositions sanitaires internationales ayant force exécutoire et qui s'impose aux États membres de l'OMS avec pour objectif d'aider à surveiller et à contrôler six maladies infectieuses sérieuses dites « maladies quarantenaires » : le choléra, la peste, la fièvre jaune, la variole, la fièvre récurrente et le typhus. En 1995 l'AMS appela à la révision substantielle du RSI compte tenu notamment d'un certain nombre de limites liées à l'évolution du contexte mondial. L'OMS décida alors de créer un Groupe de travail intergouvernemental (GTIG) consacré à la révision du RSI qui se réunit en novembre 2004, puis en février et en mai 2005. De ces réunions émergea un texte final, le RSI (2005), qui fut adopté par l'AMS le 23 mai 2005 (WHA 58.3). L'objet de ce règlement, qui entra en vigueur le 15 juin 2007, consistait selon l'OMS à « prévenir la propagation internationale des maladies, à s'en protéger, à la maitriser et à y réagir par une action de santé publique proportionnée et limitée aux risques qu'elle présente pour la santé publique, en évitant de créer des entraves inutiles au trafic et au commerce internationaux »[212]. Il est à cet égard souvent présenté comme un instrument essentiel du droit international public pour répondre à la propagation mondiale des maladies infectieuses qui a aujourd'hui force obligatoire pour cent nonante-six pays.

Si l'on revient au processus qui permit la rédaction de ce règlement, on notera que, le 12 janvier 2004, le GTIG publia un premier document de travail qui fut proposé pour consultation aux membres de l'OMS, ainsi qu'aux partenaires internationaux. Sept mois après la publication de ce document, le CDC taiwanais soumit à l'OMS le point de vue de Taiwan et fit un certain nombre de commentaires

[212] OMS. *Règlement sanitaire international (2005)*, 2e édition, Genève, 2008, p. vii-viii.

concernant le futur RSI[213]. Parmi les principales propositions faites par Taiwan, on retiendra tout d'abord celle concernant le remplacement au sein du RSI des termes « État membre » et « État » par celui de « partie ». Taiwan y voyait ici un moyen d'élargir sa participation. Taiwan proposa également d'inclure d'autres maladies infectieuses et d'exiger de l'OMS et de ses membres de prodiguer une assistance technique aux pays en développement afin de les aider à appliquer le nouveau RSI[214]. Simultanément, Taiwan encouragea l'OMS à inviter les experts taiwanais à participer à la première réunion du GTIG en 2004 à Genève. Taiwan s'appuyait pour cela sur une résolution de l'OMS votée en 2003 qui demandait à l'OMS d'inviter les représentants des États non-membres, des mouvements de libération et des ONG en tant qu'observateurs aux réunions du GTIG[215]. Si en 2003, cette résolution fut accueillie avec beaucoup d'espoir à Taiwan[216], elle ne permit cependant pas, en 2004, de décider l'OMS à inviter des experts taiwanais à la première réunion du GTIG. N'ayant pas été invitée à cette première réunion, les 7 et 8 janvier 2005, Taiwan organisa à Taipei un symposium international sur la révision du RSI qui fut présenté comme « le premier symposium international dans le monde consacré à la révision du RSI sous l'angle du droit et de la santé publique »[217]. Les minutes de cette rencontre internationale furent envoyées à l'OMS ainsi qu'à ses États-membres. En 2005, la demande de Taipei de participer à la seconde réunion du GTIG resta sans réponse.

---

[213] TAIWAN CDC. *Views and Comments on the Revisions of the International Health Regulations (IHR)*, 12 août 2004, Taipei.

[214] Steve KUO Hsu-sung. « The Revision of IHR and Global Disease Detection », présenté lors de la conférence internationale intitulée « International Law in Public Health: Reflection on IR and Future Implementation », tenue à Taipei les 7-8 janvier 2005.

[215] WHO, International Health Regulations: Working Paper for Regional Consultation, IGWG/IHR/Working paper/12.2003, 12 janvier 2004, 49 p.

[216] « New resolution may pave way for WHO entry, officials say », *Taipei Times*, 13 avril 2003, p. 3.

[217] DEPARTMENT OF HEALTH, TAIWAN. « Taiwan joins the global community in the International Health Regulations », 25 février 2005.

En 2004, Taipei débuta une campagne pour permettre à Taiwan de rejoindre le RSI. Malgré le soutien de ses alliés diplomatiques, ainsi que celui des États-Unis, cette requête n'aboutit pas. Dès lors, le 25 février 2005, les autorités taiwanaises déclarèrent unilatéralement que Taiwan faisait désormais partie du RSI[218]. En réalité, les autorités taiwanaises déduisirent de l'article 2 de ce règlement qu'étant donné que « la mise en œuvre du présent règlement est guidée par le souci de son application universelle en vue de protéger l'ensemble de la population mondiale, de la propagation internationale des maladies » (art. 2), le RSI était applicable universellement (*pushi shiyong*) et qu'il incluait Taiwan. Cette déclaration resta une décision unilatérale que l'OMS ne reconnut pas officiellement.

En 2006, au regard du risque présenté par une pandémie de grippe aviaire et éventuellement humaine, l'OMS invita les États membres de l'OMS à se conformer sur une base volontaire et aussi vite que possible aux dispositions du RSI en cas de risque épidémique. Le 13 mai 2006, le ministère de la Santé taiwanais exprima à l'OMS sa volonté de se conformer volontairement au RSI un an avant son entrée effective en vigueur prévue pour le mois de juin 2007[219]. Cette déclaration soutenue par les États-Unis, le Japon et l'UE ne reçut aucune réponse de l'OMS – ni un refus, ni une acceptation –.

En ce qui concerne la réaction chinoise à ces deux décisions unilatérales, il faudra attendre le 15 mai 2007, c'est à dire un mois jour pour jour avant l'entrée en vigueur du RSI, pour que Pékin manifeste son refus de considérer que l'institution permettant le contact entre Taiwan et l'OMS puisse être une autre entité que le ministère de la Santé chinois, point focal national officiel de la RPC dont Taiwan était, selon Pékin, une province. À ce titre, Pékin déclara que « Le Gouvernement de la République populaire de Chine décide que le Règlement sanitaire international (2005) s'applique à l'ensemble du territoire de la République Populaire de Chine, y compris la Région

---

[218] « Taiwan added to WHO's disease control framework », *Taipei Times,* 25 février 2005, p. 2.

[219] DEPARTMENT OF HEALTH, TAIWAN. « Taiwan's announcement of voluntary early compliance with IHR 2005 », *Taiwan Health in the Globe,* mai-juin 2006, vol. 2, no. 3, p. 12.

administrative spéciale de Hong Kong, la Région administrative spéciale de Macao et la province de Taiwan »[220]. Le lendemain, Taipei répondit par une déclaration refusant la vision de Pékin sans que cela ne permette cependant à Taiwan de rejoindre le RSI[221]. Il faudra attendre le 13 janvier 2009 pour que l'OMS notifie aux autorités taiwanaises que Taiwan fait partie du RSI, puis mars 2009 pour que Taiwan ait accès au portail du RSI renfermant de nombreuses informations mises à jour concernant la propagation des maladies infectieuses dans le monde. Cette année-là, des experts taiwanais furent également invités à participer à plusieurs réunions de l'OMS portant sur le contrôle des épidémies et les autorités taiwanaises furent invitées par l'OMS à nommer un expert en santé publique pour la liste des experts du RSI[222].

Participation au GOARN

À partir de 2005, Taipei fit savoir à l'OMS que Taiwan désirait participer au Réseau mondial d'alerte et d'action en cas d'épidémie ou GOARN (Global Outbreak Alert and Response Network) initié en avril 2000. L'objectif principal de ce réseau, qui compte aujourd'hui plus de cent vingt-cinq institutions et réseaux dans le monde, consiste, selon l'OMS, à « contribuer à la sécurité sanitaire mondiale » en prodiguant un appui aux pays dans leurs efforts de lutte contre les épidémies. En 2005, il était en réalité question pour Taipei d'inviter l'OMS à systématiser la participation de Taiwan au GOARN. En effet, Taiwan n'était pas totalement exclue de ce réseau, puisque, selon le représentant de Taiwan à Genève, en 2006, Taiwan avait accès à environ 70 % des activités du GOARN[223]. Taipei réclamait donc une participation plus systématique et une inclusion totale à ce réseau mondial d'alerte et d'action en cas d'épidémie. Cette revendication

---

[220] On retrouve cette déclaration dans le texte final du RSI : OMS. *Règlement sanitaire international (2005)*, 2e édition, Genève, 2008, p. 75.

[221] « China has no jurisdiction over Taiwan : DOH », *The China Post*, 17 mai 2007.

[222] Jaw-Ling Joanne CHANG, « Taiwan's participation in the WHO », in : LIN Cheng-yi and Denny ROY (eds), *The future of United States, China and Taiwan Relations*, New York : Palgrave MacMillan, 2011, p. 183.

[223] « WHO failure a step forward, officials say », *Taipei Times*, 25 mai 2006, p. 2.

fut soutenue par les alliés diplomatiques de Taiwan, mais également par les États-Unis, le Japon et l'UE.

Réponse de Pékin

Le 14 mai 2005, deux jours avant l'ouverture de l'AMS et alors que Taiwan avait dans le cadre de sa politique de « participation significative » clairement signifié sa volonté de faire respecter son droit de participer à la révision du RSI (août 2004), qu'elle s'était déclarée comme appartenant au RSI (février 2005) et qu'elle avait accentué sa requête pour rejoindre le GOARN, Pékin décida d'encadrer les échanges techniques de Taiwan avec l'OMS en signant secrètement avec cette organisation internationale un accord[224]. Ce document s'appliquait à toutes sortes d'activités sanitaires et médicales entretenues entre Taiwan et l'OMS et se révélait à ce titre d'une importance particulière en ce qui concerne la lutte taiwanaise contre les épidémies de maladies infectieuses au niveau national et international. Présenté par Pékin comme un « arrangement spécial » qui devait « faciliter l'accès rapide des experts taiwanais de la santé à des informations sanitaires et médicales plus précises ainsi qu'à l'assistance technique »[225], cet accord faisait dépendre de la volonté de Pékin d'une part la participation d'experts médicaux et en santé publique taiwanais aux activités techniques de l'OMS, mais aussi l'envoi d'experts de l'OMS à Taiwan et enfin l'assistance de l'OMS en cas de situation d'urgence de santé publique à Taiwan.

À l'annonce de la signature entre la Chine et l'OMS de cet accord sur la coopération technique entre Taiwan et l'OMS, les autorités taiwanaises firent immédiatement connaître leur opposition. Ces dernières le rejetèrent catégoriquement en le qualifiant d'« inacceptable », dénoncèrent à la fois la manière dont il avait été signé et son contenu[226] et enfin le présentèrent comme un risque pour la candidature de Taiwan au statut d'observateur à l'OMS dans le sens où, avec cet accord, l'organisation internationale était désor-

---

[224] WHO. « Implementation of the Memorandum of understanding between the WHO Secretariat and China », 12 juillet 2005, 6 p.

[225] « WHA rejects Taiwan-related proposal », *China Daily*, 17 mai 2005.

[226] « Taiwan rejects pact between China, WHO », *The China Post*, 18 mai 2005.

mais en possession de canaux de communication avec Taiwan[227]. Malgré ces vives critiques, cet accord représenta à partir de cette époque aux yeux de l'OMS et de la Chine, le document officiel encadrant les relations de coopération technique entre Taiwan et l'OMS, en dehors duquel aucune coopération n'était possible.

Participation aux conférences de l'OMS sur la lutte contre les maladies infectieuses

À partir de 2003-2004 et de l'épisode du SRAS, les autorités taiwanaises ont activement cherché à participer aux nombreuses conférences internationales initiées par l'OMS et consacrées aux maladies infectieuses. Elles cherchèrent tout d'abord à ce que des experts taiwanais puissent participer aux conférences de l'OMS consacrées à la lutte contre les maladies infectieuses. Mais, malgré les nombreuses requêtes, entre 2000 et 2005, la seule activité organisée par l'OMS et consacrée à la lutte contre les maladies infectieuses à laquelle Taiwan put participer fut la réunion scientifique mondiale sur le SRAS de Kuala Lumpur (17-18 juin 2003) pour laquelle le ministère de la Santé envoya cinq experts du CDC. Ainsi, entre 2000 et 2005, aux demandes taiwanaises de participation, l'OMS envoyait en général aux autorités taiwanaises soit une réponse négative, soit une réponse si tardive que les autorités taiwanaises se trouvaient dans l'impossibilité matérielle d'envoyer des experts pour la réunion internationale ou encore, et c'est ce qui arriva la plupart du temps, l'OMS ne donna aucune réponse. La signature de l'accord entre la Chine et l'OMS en 2005 semble avoir sensiblement amélioré le taux de participation de Taiwan à ces activités internationales. On note à ce titre que, le 2 novembre 2005, le directeur du CDC, Kuo Hsu-sung, participa en tant qu'observateur à la réunion internationale de l'OMS consacrée au contrôle de la grippe aviaire, et qu'en 2006, Taiwan participa à six activités (cinq conférences et un programme de formation) organisées par l'OMS et consacrées au renforcement de la riposte mondiale contre les maladies infectieuses[228]. Cela étant, ceci ne signifia pas qu'entre 2005 et 2008, Taiwan a eu l'occasion de partici-

---

[227] « MOU poses a threat to WHO bid, official say », *Taipei Times*, 16 mai 2005, p. 2.

[228] DEPARTMENT OF HEALTH, TAIWAN. *Taiwan Public Health Report 2007*, Taipei, avril 2008, p. 113.

per systématiquement à l'ensemble des conférences de l'OMS consacrées à la lutte contre les maladies infectieuses. À titre d'exemple, Taiwan ne fut pas invitée à participer à la rencontre internationale intitulée « Panstop 2007 » organisée par l'OMS à Manille les 3 et 4 avril 2007, dont l'objectif était de tester, grâce à un scénario fictif d'explosion de grippe aviaire, la réaction des pays de la région Asie-Pacifique.

Ne pouvant participer de manière systématique aux réunions techniques de l'OMS, les autorités taiwanaises décidèrent, à partir de 2002, d'organiser elles-mêmes, en parallèle de l'AMS et avec le soutien parfois d'ONG taiwanaises et étrangères, un certain nombre de conférences internationales, qui furent à plusieurs occasions dédiées à la lutte contre les maladies infectieuses. On retiendra ainsi l'organisation à Genève d'un symposium international sur la prévention du VIH/Sida en coopération avec l'Association médicale africaine (AfMA) en mai 2007, simultanément à la 60e AMS[229]. Ces conférences internationales mobilisèrent un certain nombre de ministres de la santé, des membres de délégations gouvernementales participant à l'AMS, des représentants d'ONG internationales et reçurent une certaine couverture médiatique en Europe et surtout à Taiwan.

Dynamiques identitaires

Le souhait, tout d'abord, de renforcer l'identité collective de Taiwan est ici manifeste dans le cadre des initiatives qui furent mises en œuvre à des fins de valorisation collective de Taiwan sur la scène internationale. Ainsi lorsque les autorités taiwanaises déclarèrent unilatéralement que Taiwan faisait partie du RSI, le ministère de la santé annonçait alors sur son site internet : « Taiwan rejoint la communauté globale au sein du Règlement Sanitaire International »[230]. On retrouve ce type d'affirmation après la déclaration unilatérale de mise en œuvre volontaire du RSI à Taiwan. De manière similaire, l'organisation par Taiwan de conférences internationales en parallèle

229 TAIWAN IHA. *Embrace the World. 2006-2007. A Chronicle of Taiwan IHA*, janvier 2008, p. 15.

230 DEPARTMENT OF HEALTH, TAIWAN. « Taiwan joins the global community in the International Health Regulations », 25 février 2005.

de l'AMS à Genève, relève en définitive clairement du désir des autorités taiwanaises d'affirmer l'identité collective de Taiwan.

La défense de l'identité corporative de Taiwan est également au cœur de ces initiatives revendicatives. En effet, lorsque Taiwan décida de participer en son nom à la révision du RSI et d'envoyer en août 2004 ses propositions à l'OMS, le gouvernement taiwanais cherchait en définitive à se démarquer de toute décision similaire que pourrait alors prendre Pékin au nom de la Chine continentale, de Hong Kong, de Macao et… de Taiwan. Il était donc ici question, pour les autorités taiwanaises, de défendre auprès de l'OMS et de ses États-membres, l'idée que Taiwan n'était pas une province chinoise. Lorsque Taipei déclara unilatéralement que Taiwan appartenait au RSI, il s'agissait de rappeler que Taiwan n'appartenait pas au territoire chinois. En effet, en considérant que jusque-là Taiwan n'était pas couverte par le RSI, les autorités taiwanaises remettaient en cause la position de Pékin qui consistait à affirmer qu'en tant que province chinoise Taiwan était incluse dans le RSI.

Mais, cette déclaration peut également être considérée comme une initiative qui permit à Taipei d'affirmer l'identité étatique de Taiwan sur la scène internationale. Il faut ici rappeler que le RSI s'est toujours adressé aux États – membres ou non-membres de l'OMS – et a toujours considéré ses participants comme « États parties » du RSI. Dès lors, le fait de déclarer que Taiwan fait partie du RSI peut, en plus d'affirmer que Taiwan n'est en aucun cas une province chinoise, permettre de défendre l'identité étatique de Taiwan. Pour les mêmes raisons, la décision de Taiwan de se conformer à partir de 2006 au RSI a également joué ce rôle d'instrument de défense de l'identité étatique de Taiwan.

Ensuite qu'il s'agisse de la réaction taiwanaise à l'affirmation chinoise que Taiwan, en tant que province chinoise, fait partie du RSI ou de la réponse taiwanaise à l'accord OMS-Chine en 2005, toutes représentent également des initiatives dont l'objectif était clairement de défendre l'identité étatique de Taiwan sur la scène internationale[231].

---

[231] MINISTRY OF FOREIGN AFFAIRS, ROC. « The Ministry of Foreign Affairs of the Republic of China (Taiwan) condemns China's hypocritical strategies aimed at deceiving the international community », 12 mai 2005.

Enfin, même les conférences internationales initiées par Taiwan en parallèle de l'AMS ont pu également représenter un moyen de mettre en avant l'aspect étatique de l'identité corporative de Taiwan au niveau international, notamment grâce à la présence de plusieurs ministres taiwanais représentant l'État taiwanais.

L'intention des autorités taiwanaises d'entretenir et de nourrir l'identité de rôle de Taiwan a également joué un rôle non négligeable. Ainsi le CDC taiwanais légitimise la contribution de Taiwan au processus de révision du RSI en rappelant combien Taiwan possède une grande expérience en ce qui concerne le SRAS et bien d'autres maladies infectieuses et, qu'à ce titre, Taiwan est bien placée pour réviser un texte qui s'intéresse de près à la prévention et au contrôle des épidémies[232]. Cette idée de partager son expertise et son expérience dans le domaine de la lutte contre les maladies infectieuses et, le cas échéant, d'aider un pays touché à apporter une réponse adéquate à une épidémie, a également motivé les autorités taiwanaises à solliciter la participation systématique de Taiwan au GOARN, à revendiquer un droit de participer aux conférences de l'OMS et à organiser, à l'étranger, des conférences internationales consacrées à la lutte contre les maladies infectieuses[233].

Le fait que les autorités sanitaires taiwanaises aient déclaré que Taiwan était volontaire pour mettre en œuvre le RSI sur son territoire plus d'un an avant l'entrée en vigueur officielle de cet instrument juridique international trouve aussi son origine dans la volonté des autorités sanitaires taiwanaises de travailler au processus de (re)construction de l'identité de type de Taiwan dans le domaine de la lutte contre les maladies infectieuses. Avec cette déclaration, Taipei chercha en effet à promouvoir l'idée que Taiwan, dont l'identité de type dans le domaine de la lutte contre les maladies infectieuses avait été fortement écornée avec la crise du SRAS, avait déployé sur son territoire des efforts tels, pour améliorer ses systèmes de surveillance et de con-

---

[232] TAIWAN CDC. *Views and Comments on the Revisions of the International Health Regulations (IHR)*, 12 août 2004, Taipei, p. 1.

[233] Entretien avec un officiel taiwanais du ministère de la Santé, Taipei, le 2 mars 2006.

trôle des maladies infectieuses, qu'elle était un an avant la plupart des États parties du RSI prête à assumer un rôle de participant au RSI.

Dynamiques sécuritaires

On note tout d'abord qu'à l'instar de l'OMS, Taiwan considère le RSI comme un mécanisme de sécurité. Ainsi pouvait-on lire dans le rapport relatif à la révision du RSI, préparé par le CDC taiwanais en août 2004, que Taiwan considère que « l'objectif ultime du RSI est d'apporter la sécurité contre la possibilité d'une propagation d'une maladie au niveau international »[234]. Cette approche fut confirmée en 2006 lors de la déclaration unilatérale d'application du RSI à Taiwan. Ainsi le ministère de la santé expliqua que « Taiwan a fait sa déclaration de mise en œuvre volontaire prématurée du RSI (2005) pour des raisons de santé publique et pour assurer une sécurité nationale et globale optimale »[235]. L'influence d'une telle dynamique sur la requête taiwanaise pour participer au GOARN est réelle puisque ce mécanisme est en général considéré par les autorités taiwanaises comme un mécanisme de protection de la sécurité sanitaire nationale et globale[236].

Il faut enfin souligner que la décision prise par Taiwan de rejeter l'accord signé par la Chine et l'OMS fut également guidée par des motivations sécuritaires. En effet, nombre de décideurs politiques et de responsables de la santé taiwanais voyaient dans cet accord une menace à la sécurité nationale de Taiwan qui dès lors dépendait du bon-vouloir de Pékin[237].

---

[234] TAIWAN CDC. *Views and Comments on the Revisions of the International Health Regulations (IHR)*, 12 août 2004, Taipei, p. 21.

[235] DEPARTMENT OF HEALTH, TAIWAN. « Taiwan's announcement of voluntary early compliance with IHR 2005, *Taiwan Health in the Globe* », mai-juin 2006, vol. 2, no. 3, p. 12.

[236] Entretien avec un responsable taiwanais du ministère de la Santé, Taipei, le 29 juillet 2006 ; entretien avec un diplomate taiwanais en charge des relations avec l'OMS, Taipei, le 26 juillet 2006.

[237] Entretien avec un haut-responsable taiwanais des Affaires étrangères, Bruxelles, le 6 décembre 2008.

Situation depuis 2009

Faisant suite à des négociations secrètes entre Taipei et Pékin[238] et grâce à la bonne volonté de Pékin, qui voyait également une manière d'asseoir à Taiwan la popularité de Ma Ying-jeou juste après son élection, Taiwan fut, pour la première fois depuis 1971 et après treize ans de campagne, invitée par l'OMS en tant qu'observateur à l'AMS. Si cette invitation fut présentée comme un succès par le gouvernement et considérée comme une étape importante pour une participation plus significative aux activités de l'OMS, la réalité est beaucoup plus nuancée.

En ce qui concerne la participation de Taiwan aux activités de l'OMS, il faut tout d'abord rappeler que l'AMS ne dure que deux semaines par an et, qu'en 2011, suite aux pressions chinoises, la délégation taiwanaise eut des difficultés pour entrer au Palais des Nations où se déroulait l'AMS. En ce qui concerne plus spécifiquement la participation de Taiwan aux activités de l'OMS, selon les autorités sanitaires taiwanaises, elle aurait augmenté depuis l'obtention du statut d'observateur, passant d'une participation à deux réunions techniques de l'OMS en 2009 à dix-neuf en 2013[239].

Cela étant au regard du nombre de réunions techniques annuelles de l'OMS et à celui des refus essuyés par Taiwan pour participer à telle ou telle réunion technique[240], comme l'évoquait un rapport du Département d'État américain au Congrès, la participation taiwanaise reste « sporadique » et « intermittente »[241] et l'engagement tech-

[238] Bjorn Alexander LINDEMANN. *Cross-strait Relations and International Organizations, Taiwan's Participation in IGOs in the Context of Its Relationship with China*, Springer, 2014, p. 235-236.

[239] MOHW. *Taiwan Health and Welfare Report 2014*, décembre 2014, Taipei, p. 124.

[240] En 2011, Taipei fit une demande de participation à vingt et un groupes de travail et activités techniques de l'OMS. Elle reçut huit réponses positives, neuf demandes furent rejetées et quatre ne reçurent pas de réponses.

[241] « US concerns about WHO restrictions on Taiwan », *Taipei Times*, 9 mai 2013, p. 1.

nique des experts et des officiels taiwanais dans des réunions importantes ne s'est pas profondément amélioré[242].

La participation de Taiwan à l'AMS, ou encore au RSI, n'a par ailleurs en rien facilité sa participation aux mécanismes sanitaires mondiaux de l'OMS. En effet, malgré le soutien des États-Unis, de l'UE et des alliés diplomatiques taiwanais, les requêtes taiwanaises pour participer au GOARN, au Système de réponse et de surveillance mondiale de la grippe (GISRS), au Cadre de préparation contre la grippe pandémique (PIP), ou encore au Réseau international des autorités de sécurité sanitaire des aliments (INFOSAN), au Partenariat Stop Tuberculose, à la Convention-cadre de l'OMS pour la lutte anti-tabac (FCTC) et au groupe spécial international anti-contrefaçon de produits médicaux (IMPACT), n'ont jusqu'à présent pas abouti.

Enfin, la participation de Taiwan à l'AMS n'a pas empêché l'OMS de refuser la contribution de Taiwan à ses programmes santé. Ainsi le don de 500 000 doses de vaccins contre le H1N1 offert par Taipei à l'OMS fut rejeté en décembre 2009. Notons également qu'en réponse au désir de Taiwan de participer au Conseil exécutif de l'OMS en janvier 2010, Pékin menaça l'OMS de ne pas participer à la prochaine AMS en mai 2010[243]. Cette situation révèle combien Pékin considère que la participation de Taiwan à l'AMS et au RSI est suffisante et se refuse d'accroitre la participation de Taiwan aux affaires sanitaires mondiales.

Si en 2009, Pékin accepta que l'AMS accueille Taiwan comme observateur et que l'OMS confirma alors la participation de Taiwan au RSI, ceci fut suivi en 2010 par un mémorandum interne de l'OMS – certainement inspiré par Pékin – en direction de ses États-membres, intitulé « Mise en œuvre du RSI 2005 à Taiwan, province de Chine », qui rappelait le statut qu'avait Taiwan aux yeux de l'OMS. Ce statut de province chinoise fut par ailleurs renforcé par le fait que, d'une part, Taiwan ne fait pas partie de la liste officielle des membres du RSI car l'inclure aurait voulu dire que l'OMS reconnaissait la nature

---

242 Shirley A. KAN and Wayne M. MORRISON. « US-Taiwan Relationship: Overview of Policy Issues » Congressional Research Service, 11 décembre 2014.

243 « Taiwan confirms setbacks on WHO vaccine, Executive Board efforts », *Wikileaks,* 14 décembre 2009.

étatique de Taiwan et, que d'autre part, les ports taiwanais de la liste des ports du RSI sont mentionnés comme appartenant à la Chine tout comme l'expert taiwanais de la liste des experts du RSI. Notons qu'en plus de l'accord Chine/OMS de 2005 et du mémorandum de 2010 sur la participation de Taiwan au RSI, certains officiels évoquent l'existence d'un accord Chine/OMS sur la participation de Taiwan à l'AMS[244].

Sous Ma Ying-jeou, le gouvernement resta peu enclin à critiquer la faible participation de Taiwan aux activités de l'OMS par crainte de laisser penser que ce qui avait été considéré comme un succès en 2009 n'ait en fait eu que peu de conséquences concrètes en terme de participation significative de Taiwan à l'OMS. Dans ce contexte, entre 2009 et 2016, les dynamiques identitaires et sécuritaires qui ont été à l'œuvre pour expliquer les relations entre Taiwan et l'OMS ont également évoluées. Ainsi, l'identité corporative de Taiwan défendue par Taipei au sein de l'AMS fut bien celle d'une région de la Chine – sous la juridiction de la RdC –. En effet, alors que jusque-là, le gouvernement précédent et le Président Chen Shui-bian avaient toujours refusé des dénominations liant Taiwan à la Chine au sein de l'OMS et malgré les protestations faites par les officiels taiwanais suite au mémorandum interne de l'OMS en 2010, le gouvernement Ma accepta les termes de « Taipei-chinois » pour son statut d'observateur à l'AMS ainsi que de « Taipei, Chine » ou « Kaohsiung, Chine » dans la liste des ports taiwanais du RSI mise à jour en mars 2015. Aucune action concrète n'a été prise pour manifester un quelconque désaccord à l'égard de ces dénominations, ni même d'ailleurs, une phrase dans le discours du ministre taiwanais de la Santé lors de l'AMS. Ce choix s'explique par l'idée que le gouvernement taiwanais a pu considérer que la participation de Taiwan à l'AMS et au RSI contrebalançait largement le fait pour Taiwan d'être considérée comme une province de Chine[245].

---

[244] Entretien avec plusieurs diplomates taiwanais et officiels de la santé, Taipei, juin 2014.

[245] Bjorn Alexander LINDEMANN. *Cross-strait Relations and International Organizations, Taiwan's Participation in IGOs in the Context of Its Relationship with China*, Springer, 2014, p. 235.

Quant au désir de promouvoir les identités collectives, de rôle et de type ainsi que la dynamique sécuritaire, il a continué de jouer un rôle important dans la politique de participation significative de Taiwan au sein de l'OMS, en l'occurrence dans les décisions de chercher à participer aux réunions techniques de l'OMS ainsi qu'aux nouveaux mécanisme mondiaux de lutte contre les maladies infectieuses supervisés par l'OMS.

Réaction face à certaines informations épidémiologiques concernant Taiwan

Parmi les autres initiatives de politique étrangère mises en œuvre par Taiwan dans le cadre de sa lutte contre les maladies infectieuses, il faut également retenir les initiatives de suivi étroit et de rectification d'informations épidémiologiques relatives à Taiwan.

Fin octobre 2005, le Royaume-Uni annonça la mort d'un perroquet venu du Suriname suite à la grippe aviaire alors que celui-ci était en quarantaine[246]. Soulignant que jusqu'alors le Suriname n'avait pas été touché par le virus H5N1 et que ce perroquet avait été installé en quarantaine dans une cage voisine de celles d'oiseaux en provenance de Taiwan, les autorités vétérinaires britanniques en conclurent que le virus H5N1 avait été transmis au perroquet par les oiseaux arrivés de Taiwan. En d'autres termes, alors que les autorités vétérinaires taiwanaises déclaraient n'avoir toujours pas détecté de cas de H5N1 dans l'île, les propos des autorités britanniques laissaient clairement entendre le contraire. Face à ces accusations britanniques, aux implications importantes pour Taiwan et qui furent rapidement reprises dans la presse anglaise puis plus largement anglophone, le Conseil de l'Agriculture (CoA) taiwanais dépêcha des experts vétérinaires chez le fournisseur taiwanais de ces oiseaux exportés au Royaume-Uni afin d'enquêter sur la présence du H5N1. Aucun cas de ce virus ne fut détecté chez les volatiles élevés par ce professionnel[247]. Le ministère des Affaires étrangères réclama alors une enquête sur cette affaire.

[246] « UK parrot has deadly flu strain », *BBC News*, 24 octobre 2005.

[247] « Taiwanese birds didn't pass flu : COA », *Taipei Times*, 24 octobre 2005, p. 1 ; « Avian flu tests give local bird farm the all-clear », *Taipei Times*, 27 octobre 2005, p. 1.

Dans une sorte de stratégie de contre-attaque, Taiwan questionna alors sans détour l'efficacité du système de quarantaine des animaux au Royaume-Uni en demandant aux autorités britanniques les raisons pour lesquelles des oiseaux importés de différents pays n'avaient pas été placés en quarantaine dans des lieux différents comme l'exigent les règlements internationaux en la matière[248]. De cette manière, Taiwan laissait entendre que le perroquet du Suriname, qui cohabita avec des oiseaux venant de nombreux autres pays, aurait pu être infecté par des animaux venant d'autres pays que Taiwan. Le rapport d'enquête des autorités vétérinaires britanniques fut présenté en novembre 2005. Il précisa tout d'abord que le perroquet mort n'était pas porteur du virus H5N1 à son arrivée[249], puis il déclarait que cinquante-trois volatiles venant de Taiwan étaient morts en quarantaine le 7 octobre de la grippe aviaire H5N1[250] et concluait donc que le virus H5N1 avait bien été importé de Taiwan au Royaume-Uni. Refusant les conclusions de ce rapport, Taiwan rétorqua que si les oiseaux envoyés de Taiwan le 26 septembre 2005 avaient effectivement été porteurs du virus H5N1, étant donné le niveau de virulence de ce virus, les volatiles n'auraient pas pu arriver vivants au Royaume-Uni. Taiwan accusait par ailleurs les rédacteurs de ce rapport de ne pas avoir fait de tests sur les trente-quatre oiseaux du Suriname morts avant le 7 octobre[251]. Le CoA concluait que les infrastructures britanniques de quarantaine qui avaient accueilli les oiseaux en provenance du Suriname et de Taiwan avaient été contaminées par le H5N1 avant l'arrivée des volatiles taiwanais[252]. Il proposait par ailleurs qu'une délégation d'experts taiwanais se rendent sur les lieux afin d'inspecter les infrastructures et l'efficacité de ce centre de quarantaine. Cette enquête fut refusée par les autorités britanniques au

---

248 « Taiwan demande des explications aux autorités sanitaires britanniques », *Taiwan Info*, 25 octobre 2005.

249 « Dead parrot 'did not have bird flu », *Telegraph*, 16 novembre 2005.

250 « UK says 53 birds from Taiwan died in Quarantine », *New York Times*, 15 novembre 2005.

251 « Taiwanese birds not the source of H5N1 : officials », *Taipei Times*, 17 novembre 2005, p. 2.

252 « COA questions Britain's bird flu deaths report », *China Post*, 17 novembre 2005.

motif que le centre avait été fermé pour enquête judiciaire[253] et, jusqu'à présent, aucune conclusion officielle n'a été proposée.

Une autre manière de répondre à des informations épidémiologiques jugées erronées concerne la requête taiwanaise faite auprès de l'OMS pour une rectification de données épidémiologiques relatives à Taiwan. En effet, le 9 mars 2006, l'OMS mit en ligne un certain nombre de cartes consacrées à l'évolution mondiale du virus H5N1. Sur ces cartes, Taiwan portait la couleur rouge qui signifiait que des cas humains de H5N1 y avaient été détectés. Étant donné que cela n'était pas le cas, les autorités taiwanaises se plaignirent auprès de l'OMS afin d'obtenir une rectification immédiate de ce qui était alors considéré être une « erreur insupportable et impardonnable »[254]. L'OMS défendit alors son choix en expliquant que cette classification prenait en compte les « nations » et, que selon la politique d'une seule Chine, Taiwan faisait partie de la Chine. Dès lors, l'île devait être teintée en rouge sur la carte étant donné que la Chine connaissait plusieurs cas humains de H5N1. Après des heures de négociations, menées de front par le Bureau de représentation de Taiwan à Genève, l'OMS confirma le 10 mars 2006 que Taiwan ne connaissait pas de cas de H5N1. Mais l'organisation internationale ne modifia pas pour autant la carte mise en ligne sur internet.

Les négociations reprirent et le 13 mars l'OMS répondit finalement favorablement à la requête taiwanaise et redonna sa couleur blanche à Taiwan. Notons qu'une situation similaire s'est à nouveau déroulée au mois de mai 2009 lorsque Taiwan fut incluse dans la zone infectée par le virus H1N1 sur une carte de l'OMS notamment parce que la Chine connaissait alors des cas de H1N1[255]. Le gouvernement taiwanais ne protesta pas bien longtemps auprès de l'OMS puisque quelques jours plus tard un cas de H1N1 fut effectivement notifié à Taiwan. Sur son site internet, l'OMS comptabilisa cependant le cas taiwanais parmi les cas chinois. Taipei protesta à nouveau et l'OMS

---

[253] « Officials question UK about for bird-flu claims », *Taipei Times*, 23 novembre 2005, p. 2.

[254] « WHO blasted over bird flu mapping », *Taipei Times*, 11 mars 2006, p. 1.

[255] « Taiwan incluse dans la zone infectée par le H1N1 sur la carte de l'OMS », *Taiwan Info*, 14 mai 2009.

décida finalement de comptabiliser l'ensemble des cas non plus par pays mais de manière régionale afin d'éviter les protestations taiwanaises[256].

Dynamiques identitaires et sécuritaires

En 2006, le fait de présenter sur une carte de l'OMS, Taiwan comme une zone infectée par le virus H5N1, non pas parce que l'île était touchée par la grippe aviaire mais parce que la Chine l'était et que selon l'OMS, Taiwan, Hong Kong, Macao et la Chine appartenaient à la même nation, fut en réalité considéré par le gouvernement taiwanais comme une manière de dire que Taiwan était une province chinoise. En d'autres termes, cette carte de l'OMS représentait une remise en cause directe de la nature étatique de l'identité corporative de Taiwan. C'est la raison pour laquelle Taipei protesta vivement. En 2009, la protestation du gouvernement taiwanais peut également être liée à une remise en question de l'identité corporative de Taiwan qu'il défendait alors. En effet, le fait que les cartes et le décompte des cas de H1N1 considèrent Taiwan comme appartenant à la Chine était contraire à l'idée que le gouvernement taiwanais se faisait de l'identité corporative de Taiwan, à savoir, celle d'une région chinoise certes mais d'une Chine sous juridiction de la RdC. Une des raisons de la protestation taiwanaise de 2009 s'explique ainsi.

Le souhait par ailleurs de défendre l'identité de type de Taiwan sur la scène internationale dans le domaine de la lutte contre les maladies infectieuses a également représenté une autre dynamique importante de la décision prise par les autorités taiwanaises de réclamer une rectification des cartes H5N1 et H1N1 de l'OMS en 2006 et 2009. En effet, alors que la grippe aviaire se propageait en Asie, les autorités taiwanaises firent de leur succès à empêcher l'intrusion de ce virus à Taiwan, un outil de reconstruction de l'identité de type de Taiwan dans ce domaine alors fortement écornée suite à la crise du SRAS. Dès lors, la carte de l'OMS représentait pour Taipei une menace à l'encontre de ce processus de reconstruction identitaire qui justement reposait sur cette absence de cas de grippe aviaire à Taiwan.

[256] Bjorn Alexander LINDEMANN. *Cross-strait Relations and International Organizations, Taiwan's Participation in IGOs in the Context of Its Relationship with China*, Springer, 2014, p. 241.

C'est donc bien le désir de protéger le processus de reconstruction de l'identité de type de Taiwan dans le domaine de la lutte contre les maladies infectieuses qui a également incité les autorités taiwanaises à solliciter auprès de l'OMS une rectification de ces cartes.

Ce fut pour une raison similaire que le gouvernement taiwanais réagit vivement aux accusations britanniques concernant l'infection du perroquet du Suriname par des oiseaux importés de Taiwan. Les déclarations britanniques remettaient en réalité en cause les rapports officiels des autorités taiwanaises qui affirmaient depuis le début de la propagation de la grippe aviaire dans le monde qu'aucun cas de H5N1 n'avait été détecté à Taiwan. Taiwan était ainsi accusée d'être affectée par cette maladie infectieuse et, par extension, de ne pas vouloir le reconnaître voire de ne pas être capable de détecter ce virus ni même d'empêcher que celui-ci ne sorte de son territoire. Il s'agissait donc d'une remise en cause profonde du succès des autorités taiwanaises à empêcher le virus H5N1 d'entrer à Taiwan qui, une fois encore, représentait l'argument principal sur lequel les autorités cherchaient à reconstruire l'identité de type de Taiwan dans ce domaine. Ces accusations ressemblaient par ailleurs fortement à celles qui avaient visé la Chine lors du SRAS et au début de la propagation du H5N1 et avaient donc tendance à assimiler Taiwan à la Chine en ce qui concerne le niveau de transparence de leur gestion des épidémies. Une assimilation difficile à accepter par l'administration de Chen Shui-bian qui, depuis l'épisode du SRAS, s'était justement employée à se distinguer clairement de Pékin dans la manière de gérer les maladies infectieuses, en accusant notamment la Chine de manque de transparence[257] ou encore d'être un « trou noir pour les efforts de prévention contre la grippe aviaire »[258].

La motivation sécuritaire a également joué un rôle non négligeable. Les expériences passées d'épidémies dans le monde avaient en effet révélé à plusieurs reprises combien l'annonce de l'explosion d'une épidémie de maladies infectieuses dans un pays pouvait avoir un

---

[257] « Vice-president slams China's handling of SARS, likens disease to World War III », *Taipei Times*, 7 avril 2003, p. 3.

[258] « Chen calls on Beijing to come clean on bird flu », *Taipei Times*, 10 mars 2006, p. 2.

impact conséquent sur ses échanges commerciaux et touristiques et donc sur la sécurité économique de ce pays voire de la région. Dans ce contexte, le fait de laisser croire, au niveau international, que Taiwan était une zone infectée par le virus de la grippe aviaire H5N1, dans le cas des cartes de l'OMS ou de l'affaire du perroquet du Suriname, représentait pour Taipei une menace à l'égard de sa sécurité économique. Ainsi la dynamique sécuritaire, ici en matière de sécurité économique, joua un rôle important dans la décision taiwanaise de régler rapidement ces deux situations.

Défense d'un droit de production de médicaments brevetés en cas d'épidémie

En janvier 2004, alors que les cas de H5N1 se multipliaient et avaient déjà emporté une vingtaine de personnes en Asie, étant donné le temps qu'il faudrait pour produire un nouveau vaccin en quantité suffisante contre une pandémie de grippe H5N1, l'OMS conseilla d'utiliser des antiviraux (Relenza et Tamiflu) afin de limiter la diffusion du virus, ainsi qu'à titre prophylactique pour protéger les personnes exposées. Ses experts conseillèrent alors aux gouvernements du monde entier de constituer des stocks d'antiviraux afin d'être en mesure de contenir le virus à sa zone initiale. La mise en œuvre de cette stratégie, soutenue par l'OMS, passa donc à partir de 2004 par la constitution de stocks d'antiviraux qui, selon l'OMS, devait couvrir 10 % de la population dans chaque pays. Ainsi, à partir de février 2004, de nombreux gouvernements décidèrent de constituer des stocks de Tamiflu et de Relenza[259] et se tournèrent alors vers le producteur et détenteur de la licence exclusive mondiale du Tamiflu, le groupe pharmaceutique suisse Roche, afin de passer commande. Entre 2004 et 2007, un total de deux cents millions de doses de Tamiflu furent ainsi commandées par ces gouvernements parmi lesquels on trouvait ceux des États-Unis, du Japon, du Vietnam, de la France ou encore de Taiwan.

En effet, dans ce contexte de course aux antiviraux, le gouvernement taiwanais décida de commander à Roche un lot de sept cent quatre-vingts mille doses de Tamiflu qui devait venir s'ajouter aux cent

---

259 « Dozen Asian nations agree to stockpile anti-bird flu drugs », *The China Post*, 12 août 2005, p. 4.

soixante mille doses restantes achetées en 2003 lors de la crise du SRAS. Avec cette commande, Taiwan se disait alors en mesure de couvrir les besoins de 4 % de la population résidant sur son territoire. Cependant alors que les ventes de Tamiflu augmentèrent de 263 % au cours des huit premiers mois de 2005 et que les délais de délivrance de ces antiviraux étaient passés à plus de douze mois, un certain nombre de voix, qui craignaient une pénurie de cet antiviral et un retard conséquent dans l'approvisionnement, commencèrent, début octobre 2005, à réclamer à Roche la délivrance de licences secondaires à d'autres laboratoires pour, qu'en cas d'urgence sanitaire, la production de cet antiviral puissent être confiée à d'autres laboratoires sans le consentement préalable de Roche.

À Taiwan, où le Tamiflu était protégé par un brevet, au début du mois d'octobre 2005, le Département de la santé, qui ne voulait pas uniquement dépendre de Roche pour son approvisionnement en Tamiflu, lança un certain nombre d'initiatives dont l'objectif était d'être en mesure de produire à Taiwan les doses nécessaires afin de couvrir 10 % de la population insulaire.

Dans un premier temps, le ministre de la Santé, Hou Sheng-mou, envoya une requête officielle au groupe Roche afin de lui demander de délivrer, à certaines entreprises locales taiwanaises, une licence secondaire de production de l'oseltamivir, nom générique du Tamiflu[260]. Afin d'accélérer les négociations entre Taiwan et Roche, le CDC taiwanais, annonça mi-octobre, qu'étant donné l'état d'urgence sanitaire que représentait la propagation d'H5N1, si un accord n'était pas trouvé entre ces deux parties, Taiwan pourrait faire une demande de « licence obligatoire » qui lui permettrait de produire de l'oseltamivir sans le consentement préalable de Roche[261]. Le 18 octobre 2005, le Département de la santé, qui avait demandé un mois auparavant à l'Institut national de recherche sur la santé (NHRI) d'évaluer les possibilités de produire en petite quantité et en laboratoire de l'oseltamivir – c'est à dire sans risque de remettre en cause le

---

260 « DOH requests license from Roche for Tamiflu », *The China Post*, 18 octobre 2005.

261 « Bird Flu drug maker under pressure as virus spreads », *Taipei Times*, 12 octobre 2005, p. 1.

brevet du Tamiflu –, décida d'annoncer à la presse nationale et internationale que le NHRI avait réussi à développer une version générique du Tamiflu conforme à 99 % au médicament initial[262]. Les autorités sanitaires taiwanaises expliquaient également que grâce à ces résultats, le coût du stock d'oseltamivir nécessaire pour couvrir 10 % de la population serait dès lors cinq fois inférieur au prix que le groupe Roche facturerait pour une quantité identique.

Le 1er novembre, afin d'accélérer une fois de plus les négociations avec Roche, le Département de la santé soumit au Bureau de la propriété intellectuelle de Taiwan une demande de « licence obligatoire »[263]. En attendant les réponses, à la fois à la demande de licence obligatoire ainsi qu'à celle faite auprès de Roche, le Département de la santé, qui désirait lancer dès que possible une production de masse de l'oseltamivir, décida d'acheter trois tonnes d'acide shikimique, composant de base de l'oseltamivir, à la Chine, principal pays producteur.

Mi-novembre, alors que Roche n'avait toujours pas apporté de réponse, le CDC taiwanais annonça que les laboratoires taiwanais, ScinoPharm et Yung Zip, procéderaient à des essais de production du Tamiflu dès la fin de ce mois dans l'attente d'une avancée des négociations avec le laboratoire suisse pour l'obtention d'une licence de production et, qu'une fois obtenue, ces deux groupes pharmaceutiques commenceraient la production de masse, en collaboration avec le NHRI[264]. Il était alors prévu que ces laboratoires produisent assez d'antiviraux pour que 10 % de la population résidant à Taiwan soit couverte contre la grippe H5N1.

Finalement, fin novembre 2005, alors que Roche n'avait toujours pas apporté de réponse à la demande taiwanaise de licence secondaire, le Département de la santé, après avoir reçu l'accord du Bureau de la propriété intellectuelle, décida d'utiliser la « licence obligatoire »

---

262 « DOH says it can make bird-flu drugs in a crisis », *Taipei Times*, 18 octobre 2005, p. 1.

263 « DOH makes application for Tamiflu license to make Tamiflu », *The China Post*, 1er novembre 2005.

264 « Une production à l'essai du Tamiflu sur le point de démarrer », *Taiwan Info*, 15 novembre 2005.

afin de produire de l'oseltamivir en quantité suffisante pour que 10 % de la population insulaire soit couverte. L'autorisation fut cependant délivrée par le Bureau de la propriété intellectuelle selon plusieurs conditions.

Tout d'abord, cette licence obligatoire était valable jusqu'au 31 décembre 2007 ; ensuite, l'oseltamivir produit à Taiwan ne devait servir qu'à Taiwan et enfin, la production de cet antiviral ne pouvait débuter qu'une fois le stock de Tamiflu commandé précédemment à Roche serait épuisé[265]. Il était également précisé que si Roche venait à accepter de délivrer à Taiwan une licence secondaire pour la production du Tamiflu, la licence obligatoire serait alors annulée. Après avoir pris connaissance de cette initiative taiwanaise, Roche fit alors savoir à Taiwan qu'elle jugeait cette décision inutile dans le sens où le laboratoire suisse avait confirmé aux autorités taiwanaises qu'elle fournirait 1,3 millions de doses supplémentaires en 2006, permettant ainsi au stock total de Tamiflu à Taiwan d'atteindre 2,3 millions de doses (10 % de la population). Au final, étant donné que le Département de la santé n'a pas eu besoin de plus de doses de Tamiflu qu'il n'en disposait jusqu'à la fin du mois de décembre 2007 et que Roche approvisionna finalement l'île en Tamiflu courant 2006, la production locale et en masse d'oseltamivir ne fut pas enclenchée. Avec cet épisode, les autorités taiwanaises avaient cependant clairement montré jusqu'où elles pouvaient aller afin d'atteindre une autosuffisance totale en terme de production pharmaceutique.

Dynamiques identitaires et sécuritaires

La demande faite par le gouvernement taiwanais pour produire du Tamiflu s'inscrit en réalité dans sa volonté d'appliquer à Taiwan une des recommandations de l'OMS qui consistait donc à constituer un stock d'antiviraux. C'est à ce titre qu'elle a été motivée par une volonté de promouvoir l'identité corporative et collective de Taiwan sur la scène internationale, puisqu'en cherchant à constituer un stock de Tamiflu, Taipei signifiait qu'il ne compterait pas sur celui de Pékin et donc par la même occasion que Taiwan n'était pas une province

---

[265] « Taiwan to bypass Roche, make Tamiflu », *Taipei Times*, 26 novembre 2005, p. 1.

chinoise. Quant au fait de répondre à une recommandation qui s'adressait aux « États-membres » de l'OMS, il s'agit également d'une manière pour Taiwan de défendre la nature étatique de son identité corporative. Enfin, alors qu'à cette époque, de nombreux gouvernements se décidèrent à constituer des stocks d'antiviraux, en acceptant de faire la même chose, Taiwan cherchait également à construire et à promouvoir son identité collective de « membre de la communauté sanitaire internationale »[266].

Le désir de ne pas remettre en cause le processus de reconstruction de l'identité de type de Taiwan dans le domaine de la lutte contre les maladies infectieuses a également joué un rôle dans la décision de Taiwan de solliciter une licence secondaire puis une licence obligatoire pour produire du Tamiflu localement. Les responsables de la santé se sont inquiétés de ce qu'il pourrait advenir du processus de construction de l'identité de type de Taiwan dans ce domaine si une épidémie de grippe aviaire se déclarait à Taiwan et qu'un stock d'antiviraux ne permettait pas de couvrir un nombre suffisant de citoyens. C'est la raison pour laquelle, le souhait d'éviter toute remise en cause du processus de construction au niveau international de l'identité de type de Taiwan dans le domaine de la lutte contre les maladies infectieuses peut être considéré comme une dynamique à l'origine de la décision du gouvernement de proposer de produire localement une version générique du Tamiflu.

Lorsqu'on s'intéresse enfin aux motivations en amont de la revendication taiwanaise d'un droit de production du Tamiflu, on s'aperçoit que la dynamique sécuritaire a joué un rôle particulièrement important. On rappellera ici qu'en 2004, lorsque l'OMS conseilla aux gouvernements du monde entier de préparer un stock d'antiviraux, nombreux sont ceux qui considéraient que la constitution de ce stock de médicaments représentait alors un des outils incontournables pour se prémunir de la menace que représentait le H5N1 sur leur territoire. À Taiwan, la constitution de ce stock d'antiviraux devint à partir de la fin septembre 2005 une question de sécurité nationale. Début octobre 2005, le directeur du CDC, fervent promoteur comme

---

[266] Entretien avec un responsable taiwanais du ministère de la Santé, Taipei, le 29 juillet 2006.

nous l'avons vu du lien entre sécurité et maladies infectieuses, expliqua que Taiwan avait prouvé qu'elle était capable de produire un médicament similaire au Tamiflu et que les autorités cherchaient désormais à trouver « un équilibre entre les droits de propriété intellectuelle de Roche et la sécurité nationale de Taiwan »[267]. Un discours sécuritaire qui fut ensuite relayé par un certain nombre de responsables de la santé à Taiwan. Ainsi le directeur de recherche biomédicale du NHRI, Li Lung-tsan, soutint-il l'idée que développer rapidement des capacités de production d'antiviraux contre la grippe aviaire à Taiwan serait la meilleure solution pour « garantir la sécurité nationale »[268]. Ce qui renforça également l'idée d'une dynamique sécuritaire en amont de la décision taiwanaise de produire localement un médicament générique du Tamiflu fut très certainement l'envoi d'une demande de licence obligatoire au Bureau de la propriété intellectuelle taiwanais (1er novembre 2005) par le Département de la santé le lendemain de la réunion sur la sécurité nationale consacrée à la grippe aviaire (30 octobre 2005)[269]. En d'autres termes, le fait que la décision de produire un antiviral similaire au Tamiflu du groupe Roche ait été annoncée le lendemain de cette réunion consacrée à la sécurité nationale inscrit cette initiative dans le cadre de mesures prises pour garantir la sécurité nationale.

---

[267] « Bird Flu drug maker under pressure as virus spreads », *Taipei Times*, 12 octobre 2005, p. 1.

[268] « Government grappling with lack of bird flu drugs », *China Post*, 17 octobre 2005.

[269] « President hosts emergency meeting about avian flu », *Taipei Times*, 1er novembre 2005, p. 2.

Conclusion : Quel avenir pour l'engagement de Taiwan dans la lutte mondiale contre les maladies transmissibles ?

La politique étrangère de Taiwan dans le domaine de la lutte contre les maladies transmissibles est donc à l'évidence polymorphe. Une forme *coopérative bilatérale* tout d'abord, qui se matérialise de trois manières différentes : l'aide-projet antiépidémique bilatérale (APAB), l'assistance technique antiépidémique bilatérale (ATAB) et la collaboration scientifique antiépidémique bilatérale (CSAB). Une forme *coopérative multilatérale* ensuite, qui est d'une part, conduite dans le cadre de l'APEC au sein de laquelle Taiwan soutint et proposa un nombre relativement important de projets antiépidémiques multilatéraux, mais également dans le cadre de partenariats avec l'ONUSIDA, le Fonds Mondial et des ONGI pour lutter notamment contre le VIH/Sida, la tuberculose et le paludisme, ou encore avec plusieurs institutions européennes. Enfin, une forme *revendicative* qui comprend à la fois la défense d'un droit de « participation significative » aux mécanismes mondiaux de lutte contre les maladies infectieuses initiés par l'OMS (RSI, GOARN…), la demande de rectification d'un certain nombre d'informations épidémiologiques concernant Taiwan jugées inexacte par les autorités taiwanaises ou encore, la requête pour l'obtention d'un droit de développer localement et légalement un médicament antiviral pour se préparer à une éventuelle épidémie mondiale de grippe aviaire H5N1. Si par bien des aspects, la nature de cette politique étrangère est similaire à celle d'autres pays comme les États-Unis, le Japon ou la France, sa composante revendicative reste bien spécifique à Taiwan.

En ce qui concerne ensuite les principales motivations de cette politique étrangère, nous avons pu observer combien la dimension identitaire est importante pour une majorité des initiatives taiwanaises internationales dans le domaine de la lutte contre les maladies transmissibles. Qu'il s'agisse des identités corporatives, de rôle, collectives ou de type de Taiwan, toutes ont eu, en fonction des initiatives, une influence réelle sur la prise de décision et la mise en œuvre de la politique étrangère de Taiwan dans le domaine des maladies infectieuses. Quant à la dimension sécuritaire de cette politique étrangère, elle est également prépondérante et doit beaucoup au processus de mise à l'agenda sécuritaire d'un certain nombre de maladies infectieuses comme le Sars ou la grippe aviaire (H5N1, H1N1) à la fois à Taiwan mais aussi sur la scène internationale.

Enfin, malgré sa situation particulière sur la scène internationale, Taiwan est aujourd'hui un acteur non négligeable de la gouvernance mondiale de la lutte contre les maladies transmissibles. Cela étant, les obstacles restent nombreux et, dans un contexte d'évolution rapide et constante de la gouvernance mondiale des maladies transmissibles, il est important pour Taiwan d'apprécier à leur juste valeur les nouvelles opportunités qui existent et qui pourraient lui permettre d'affirmer voire de renforcer sa visibilité, son rôle voire son influence dans le domaine de la lutte contre les maladies transmissibles et, par extension, dans celui de la santé mondiale. À ce titre, un certain nombre de dynamiques au sein de cette gouvernance de la santé mondiale pourraient représenter de telles opportunités.

Tout d'abord l'importance et l'influence croissante de l'Organisation internationale de Épizooties (OIE) dans le domaine de la lutte contre des maladies affectant à la fois les animaux et les hommes à l'instar de la grippe aviaire. En tant que membre de cette organisation internationale, Taiwan possède un statut égal aux autres membres – mais jusqu'à présent peu valorisé par les autorités taiwanaises – afin de renforcer son engagement dans ce domaine de la lutte contre cette maladie transmissible mais également d'autres zoonoses sans forcément passer par les instances de l'OMS.

Ensuite, le rôle croissant d'une organisation transrégionale comme l'APEC dans le domaine de la santé, offre à Taiwan – qui en est également membre – une plateforme particulièrement utile pour s'engager de manière plus concrète dans la gouvernance sanitaire régionale. Par plus concrète, il faut ici entendre dépasser la « simple » organisation de conférences sur divers domaines de la santé pour s'attacher à mettre en place des projets multilatéraux concrets de renforcement des capacités de lutte contre les maladies transmissibles au niveau de l'APEC, à l'instar de projets régionaux développés au niveau de l'ASEAN et soutenus par l'Union européenne, les États-Unis ou encore l'Australie.

Vient une troisième dynamique d'importance pour Taiwan en ce qui concerne la santé mondiale et la lutte contre les maladies infectieuses, à savoir, le développement progressif de partenariats trilatéraux dans le domaine de l'aide au développement. Ces partenariats qui se sont jusqu'à présent matérialisés sous la forme de projets d'assistance sanitaire engageant à la fois le pays récipiendaire, un bailleur occidental et un partenaire asiatique, semblent être en mesure d'apporter une plus grande efficacité à l'aide sanitaire. Taiwan, qui dans certains domaines comme l'agriculture a déjà été engagée dans ce type de partenariat, aurait ici tout intérêt à le faire dans le domaine de la santé, tant pour des raisons pratiques (réduction du coût de l'assistance, partage d'expertise et d'expérience…) que pour lui offrir des opportunités nouvelles en termes d'action dans des pays non-alliés, voire même, une plus grande visibilité au sein de la gouvernance mondiale de la santé. Notons ici que la coopération entre Taiwan et d'autres pays asiatiques (le Japon, la Corée du Sud voire la Chine) dans un pays particulier pourrait également avoir des avantages similaires.

Enfin, alors que le Fonds mondial de lutte contre le sida, la tuberculose et le paludisme devrait dans un avenir proche se transformer en Fonds pour la santé mondiale (*Fund for Global Health*) et, dès lors, couvrir d'autres maladies transmissibles mais aussi d'autres domaines de la santé, une réflexion et l'élaboration d'une stratégie concernant le rôle de Taiwan à l'égard de cette future institution est indispensable et urgente, tout comme d'ailleurs, la nécessité pour Taiwan de réfléchir à son soutien à l'initiative mondiale UNITAID qui consiste à prélever une taxe de solidarité sur les billets d'avion afin de financer la lutte contre le VIH/Sida dans le monde.

Si nous nous sommes ici limités à quelques opportunités, en réalité celles-ci sont très nombreuses et demandent à être précisément identifiées. Cela étant, ceci révèle assez clairement – et ceci est encore plus vrai depuis les élections présidentielles de janvier 2016 – combien il est indispensable aujourd'hui pour Taiwan de réfléchir à une « politique de santé mondiale » comme ont pu le faire récemment le Japon ou le Royaume-Uni. Cette réflexion permettra de faire une évaluation utile de l'engagement taiwanais dans ce domaine, mais surtout, de réfléchir à une stratégie originale qui prenne en compte à la fois l'évolution de la gouvernance mondiale de la santé ainsi que celle des relations entre Taipei et Pékin.

Table des matières

Partie 2. Politique étrangère taiwanaise et lutte contre les maladies transmissibles. Quels enjeux identitaires et sécuritaires ?

Achevé d'imprimer par Corlet Numérique - 14110 Condé-sur-Noireau
N° d'Imprimeur : 131043 - Dépôt légal : août 2016 - *Imprimé en France*

www.ingramcontent.com/pod-product-compliance
Lightning Source LLC
LaVergne TN
LVHW051015051026
849532LV00004BA/1232